UWE KNOP

Kind, iss was
... dir schmeckt !

Die wissenschaftliche Abrechnung
mit den Märchen zu
„gesunder" Kinderernährung

PLASSEN
VERLAG

Copyright der deutschen Ausgabe 2017:
© Börsenmedien AG, Kulmbach

Covergestaltung und Herstellung: Johanna Wack
Gestaltung und Satz: Sabrina Slopek
Umschlagfotos: Shutterstock
Lektorat: Monika Gehle, Hildegard Brendel
Druck: GGP Media GmbH, Pösneck

ISBN 978-3-86470-505-2

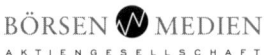
BÖRSEN MEDIEN
AKTIENGESELLSCHAFT

Postfach 1449 · 95305 Kulmbach
Tel: +49 9221 9051-0 · Fax: +49 9221 9051-4444
E-Mail: buecher@boersenmedien.de
www.plassen.de
www.facebook.com/plassenverlag

„Bei der Vielzahl von Ernährungsratgebern, Diätvorschlägen und dem weitverbreiteten Wissen über die Grundlagen der Ernährung ist es besonders schwer, sich nicht verrückt zu machen."

Dr. Ulrich Fegeler, Kinderarzt und Pressesprecher des Berufsverbandes der Kinder- und Jugendärzte, sieht obiges „Luxusproblem" für Eltern in der heutigen Zeit. (*Die Welt*, 18.08.2015)

Inhalt

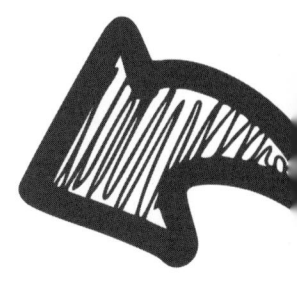

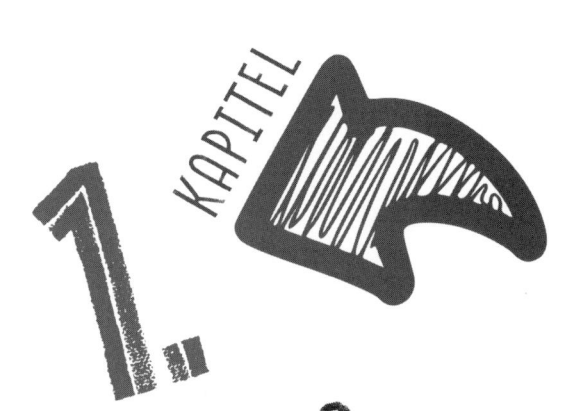

1. KAPITEL

Aber ich habe doch kürzlich erst gelesen, dass ...

Wenn Sie dieses Buch in Händen halten, dann liegt die Vermutung nahe, dass Sie (endlich) Klarheit wollen – Klarheit darüber, was denn nun wirklich gesundes Essen für Kinder ist. Denn das Durcheinander im Vielstimmenchor der Ernährungsapostel ist groß, genauso wie die daraus resultierende Unsicherheit. Jeder weiß was, jeder erzählt etwas anderes, überall werden diverse, teils diametrale Tipps von „Ernährungsexperten" kolportiert, gepostet und verbreitet – bis so mancher Mama das Hirn raucht ... Sicher kennen auch Sie die verwirrenden Gespräche im Bekanntenkreis, wenn mal wieder jemand zum Besten gibt: „Aber ich habe doch erst kürzlich gelesen, dass gesunde Kinderernährung unbedingt ... blablabla." Oder kennen Sie die Briefe aus Kitas und Schulen, in denen die selbst ernannte Ernährungsstasi nach erfolgtem Brotboxencheck unmissverständlich die Eltern des betreffenden „Esstäters" auffordert: „Das Pausenbrot ist ungesund, das geht so nicht! Geben Sie Ihrem Kind künftig nur noch gesunde Stullen mit in die Schule, sonst müssen wir Konsequenzen ziehen ...". Das ist Ernährungsstalinismus in Reinform!

Nun gut, Mütter und Väter wollen nur das Beste für ihren Nachwuchs. Das ist klar. Und dazu gehört natürlich auch, die eigenen Kinder gesund zu ernähren. Früher war das kein Problem. Heute jedoch ist „gesunde" Ernährung für Kinder zu einem hochsensiblen Thema in der Öffentlichkeit geworden – und so will sich natürlich auch keine Mutter vorwerfen lassen, sie versorge das eigene Fleisch und Blut nicht anständig! Auf dementsprechend fruchtbaren Boden fallen die zahlreichen omnipräsenten Empfehlungen, wie Kinder heutzutage gesund ernährt werden sollen. Doch wie agieren Mütter und Väter, Omas und Opas im Minenfeld zwischen gesamtgesellschaftlich geforderter gesunder Ernährung und (groß-)elterlichem Intuitivbedürfnis, den Sprösslingen genau das vorzusetzen, was ihnen richtig lecker schmeckt, was ihnen Freude am und Lust aufs Essen bereitet?

Nichts leichter als das. Zu kaum einem Thema findet man mehr Ratschläge(r) und Ratgeber als zur Frage: Wie ernähre ich meine Kinder heutzutage gesund? Doch was versteht man überhaupt unter „gesunder Ernährung" für Kinder? Was weiß die Wissenschaft, was kann Ernährungsforschung eigentlich liefern? Welche Erkenntnisse sind gesichert? Wonach sollten sich Eltern richten? Was wollen die Kinder und warum? Nach Lektüre dieses Buches kennen Sie die wesentlichen Antworten.

Denn *„Kind, iss was ... dir schmeckt!"* ist der erste Ratgeber, der Klartext redet und Tacheles schreibt – völlig frei von Ideologien, Lobbyismus oder Machterhaltungsansprüchen nach der „Deutungshoheit gesunder Ernährung". Es geht hier rein um die objektive und unabhängige Analyse der aktuellen wissenschaftlichen Datenlage und der daraus möglichen Schlussfolgerungen – allein im Sinne des Kindes und der Eltern. Und sonst niemandem. Denn letztlich interessiert nur die Gretchenfrage: Was muss mein Kind essen, damit es ihm gut geht, es ordentlich wächst, gesund bleibt und vor allem sich richtig wohlfühlt beim Essen? Sie werden es bald wissen.

Im Einführungskapitel zeige ich Ihnen zunächst sowohl die grundsätzliche Systematik und Struktur als auch die begrenzten Möglichkeiten und zahlreichen Limitierungen moderner Ökotrophologie beziehungsweise Ernährungswissenschaft(en) auf. Mit diesem Basiswissen sind Sie bestens für die darauffolgenden Kapitel gerüstet, die Ihnen explizit den Forschungsstand zu gesunder Kinderernährung, zum Erfolg und Misserfolg juveniler Gewichtsreduktions-Kampagnen und zu Essstörungen nahebringen. „Garniert" wird der gesamte Aufklärungstext mit zahlreichen aktuellen Studienergebnissen, von denen so manche für Sie beim erstmaligen Lesen sicher unglaublich klingen, es aber garantiert nicht sind.

Nach Lektüre dieses „schonungslosen Aufklärungsbuchs ohne Scheuklappen" sind Sie in der Lage, sich auf Basis Ihres neuen Wissens Ihr ganz persönliches, kritisches Urteil zu bilden: Glauben Sie weiterhin an Stories, Regeln und Empfehlungen zu gesunder Kinderernährung? Oder vertrauen Sie sowohl auf die intuitiven Signale und Wünsche Ihres Kindes als auch auf Ihren gesunden Menschenverstand als Mensch und Mutter oder Vater? Denn genau das ist es, was ich mit diesem Buch erreichen will: Ich möchte einen Appell an eben diesen Ihren gesunden Menschenverstand richten, einen Appell an Sie, ihn immer einzuschalten, immer kritisch, dabei aber konstruktiv zu bleiben, wenn es um eine der wichtigsten und verantwortungsvollsten Aufgaben von Eltern geht: sich um das leibliche Wohl ihres eigenen Nachwuchses zu kümmern.

In diesem Sinne wünscht Ihnen eine schöne und erkenntnisreiche Zeit beim Lesen

Dipl.oec.troph. Uwe Knop

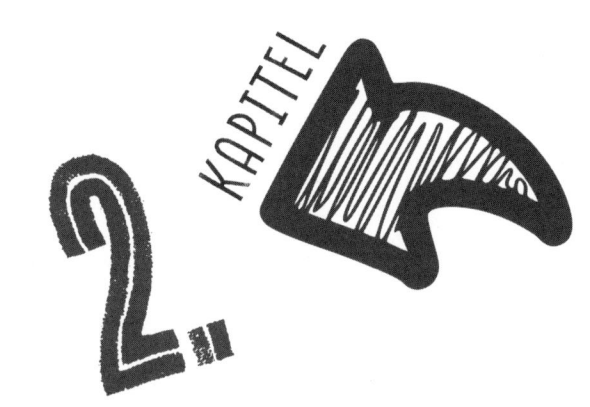

2.

Glaskugel
Ernährungswissen-
schaften

Sie kennen sicher die gängigsten Regeln zur gesunden Ernährung, oder? Obst und Gemüse sind gesund – davon soll man viel, am besten 5x am Tag essen. Zucker macht dick, krank und süchtig. Fast Food auch. Ballaststoffe schützen vor Krebs, und Vollkorn ist besser als Weißmehl (denn da sind nur diese bösen leeren Kalorien drin). Limo und Cola sollten auch streng limitiert konsumiert werden, denn die machen nur dick, sonst nichts. Und natürlich: Vegetarisch zu leben ist gesünder, als Fleisch zu essen. Sicher haben Sie einige der genannten Ernährungs(nase)weisheiten erkannt. Wissen Sie auch, was all diese und jede weitere Regel und Erkenntnis zur sogenannten gesunden Ernährung gemeinsam haben? Sie sind allesamt frei erfunden. Klingt hart, ist aber so.

BEOBACHTUNGSSTUDIEN – GESUNDE ERNÄHRUNG

Warum das so ist, erfahren Sie jetzt: Die Ernährungswissenschaften unterliegen aufgrund ihrer schwachen Studiengrundlage enormen Erkenntnislimitierungen; so kann dieser Forschungszweig keine Beweise liefern, sondern ausschließlich Vermutungen, Hypothesen und Spekulationen generieren. Denn das wissenschaftliche Wissensfundament „moderner" Essforschung gründet sich auf Beobachtungsstudien. Diese epidemiologischen Untersuchungen liefern jedoch nur Korrelationen (statistische Zusammenhänge), niemals aber Kausalitäten (Ursache-Wirkungs-Belege). Sowohl alle Regeln zur gesunden Ernährung als auch die vielfältige Phalanx diverser „So essen Sie gesund-Ratschläge", die tagtäglich durch die Medien geistern, basieren auf Beobachtungsstudien und den daraus extrahierten, wachsweichen Korrelationen. Mehr über derartige Studien zu wissen ist essenziell, um die sich anschließenden Kapitel zur Kinderernährung leichter verstehen zu können.

RCT – ARZNEIKOST

Neben Beobachtungsstudien werden in der Ernährungsforschung in Einzelfällen auch RCTs durchgeführt, das sind sogenannte „Randomised Clinical Trials". Diese Studien sind Goldstandard und können – wenn sie gut gemacht sind und richtig ausgewertet werden – kausale Zusammenhänge zu Ursache und Wirkung liefern. RCTs findet man im Ernährungsbereich dann, wenn bei kranken Menschen zwei unterschiedliche Ernährungsformen auf ihre Wirksamkeit untersucht werden sollen; beispielsweise werden Antworten gesucht auf Fragen wie: Leben die Menschen länger, haben sie weniger Schlaganfälle und Herzinfarkte oder treten weniger Krebsfälle auf. „Harte Endpunkte" nennt man das. Diese Studien sind Mangelware und – selbst wenn vorliegend – nur schwach in ihrer Aussagekraft, denn ihre Durchführung ist stets limitiert nur in wenigen Ernährungsfällen realisierbar. Im Bereich Kinderernährung spielen RCTs nur eine Statistenrolle – oder anders formuliert: Es existieren kaum welche.

VERGLEICHSSTUDIEN – DIÄTWIRKSAMKEIT

Mit Mischformen aus Beobachtungsstudien und RCTs werden oftmals Erkenntnisse zur unterschiedlichen Effizienz verschiedener Diäten zur Gewichtsreduktion gewonnen. Mal werden die Diätler einfach nur beobachtet (also die erhobenen Daten), mal werden sie nach den Kriterien der RCTs in unterschiedliche Gruppen eingeteilt. Die Ergebnisse solcher Studien sind oft Grundlage für die (Un-)Wirksamkeit von Diäten".

FUNDAMENTALE LÜCKEN IM FUNDAMENT DES WISSENS

Da Beobachtungsstudien das Fundament aller Ernährungserkenntnisse bilden und Funktionäre und Gesundheitsapostel diese Studien massiv überbewerten (müssen), damit sie vermeintlich valides Wissen unters Volk bringen können, statt mit leeren Händen dazustehen, folgt nun ein sehr stark vereinfachtes Beispiel dieser Studienform. Dieses Beispiel schlägt gleich zwei Fliegen mit einer Klappe: Sie erfahren zum einen, wie Beobachtungsstudien funktionieren und wie Ernährungs(halb)wissen kreiert wird. Zum anderen wird Ihnen auch klar, wie diese schwachen Daten als Pseudowahrheiten in den Köpfen der Menschen verankert werden. Erinnern Sie sich noch an „Die Sendung mit der Maus" beziehungsweise an das Schwein Frederick, das auf jede Frage seines Bruders Piggeldy „nichts leichter als das ..." antwortete? In diesem Sinne ran an den Speck: Wie funktioniert eine Beobachtungsstudie?

SO WIRD ESSWAHRHEIT „GENERIERT" ...

Der Forscher Franz-Ferdinand und seine ebenso forschen Kollegen verteilen einen Fragebogen an 100.000 Menschen: „Was haben Sie in den letzten zwei Wochen alles gegessen und getrunken? Bitte notieren Sie es so genau wie möglich." Die Studienteilnehmer müssen jetzt erst einmal überlegen: „Was hab' ich denn eigentlich alles so konsumiert?" Dann schreiben sie auf, woran sie sich noch erinnern können. Alles wissen sie natürlich nicht mehr – macht nix, da denken sie sich einfach was aus und notieren, was sie halt normalerweise so essen. Aber Achtung: Manche der Befragten schummeln dabei auch ein klein bisschen, denn sie denken „das Jägerschnitzel mit Kroketten war aber bestimmt ungesund, das lass' ich mal lieber weg" oder „ich schreibe besser noch eine

KIND, ISS WAS ... DIR SCHMECKT!

Birne und eine Kiwi dazu, weil Obst ja so gesund ist". So was machen Leute eben, wenn sie ein schlechtes Gewissen haben, wenn sie glauben, sich nicht so gesund zu ernähren, wie die Experten das eigentlich von ihnen wollen. Aber das müssen die ja nicht so genau wissen.

HER MIT DEN (FALSCHEN?) DATEN!

Forscher Franz-Ferdinand und seine Kollegen sammeln die ausgefüllten Fragebögen dann wieder ein und haben direkt ein dickes, fettes Problem: Sie wissen nicht, ob das, was die Leute geschrieben oder angekreuzt haben, auch der Wahrheit entspricht. Franz-Ferdinand ist sich zwar bewusst, dass seine Datengrundlage falsch sein kann – das weiß er aus Erfahrung, er „stochert" ja schon ein paar Jährchen in den Tellern der Leute herum. Aber „das ignorieren wir einfach", denken er und seine Forscherfreunde, „es geht halt bei uns in der Ernährungsforschung nicht anders." Anschließend legt er die ausgefüllten Fragebögen in den Tresor der Forschungsklinik. Zehn Jahre gehen ins Land ... Eine Dekade später befragt er dieselben 100.000 Studienteilnehmer zum zweiten Mal, aber dieses Mal will er wissen: „Welche Krankheiten wurden bei Ihnen in den letzten zehn Jahren diagnostiziert?" Bedauerlicherweise können nicht mehr alle antworten, denn 1.500 der Kandidaten, im Fachjargon „Probanden", sind inzwischen leider verstorben. Aber die, die noch leben, haben den Forschern ihre Krankheiten mitgeteilt. Nun verfügen letztere über zwei Fragebögen, einen zu Ernährungsgewohnheiten und einen zur Krankheitssymptomatik. „Jetzt wird's spannend", freut sich Franz-Ferdinand.

GLASKUGEL, GLASKUGEL IN DER HAND, WER ISST AM GESÜNDESTEN IM GANZEN LAND?

„Eff-Eff", wie ihn seine Kollegen nennen, holt nun die alten Fragebögen zum Essverhalten aus dem Kliniktresor und vergleicht sie mit den neu gewonnenen Daten: Wer hat was gegessen und was getrunken, und wer hat welche Krankheit entwickelt? Diese Angaben verknüpfen die Forscher; dabei **beobachten** sie, dass die Leute, die die meisten Frikadellen und Wurstbrote gegessen haben, am häufigsten unter der Zuckerkrankheit leiden. „Das ist ja interessant", denkt sich Eff-Eff und sagt seiner Presseabteilung: „Schreiben Sie dazu mal eine Meldung, damit wir mit dieser Nachricht in die Medien kommen!" Gesagt, getan: „Wurstbrot erhöht Diabetesrisiko!" prangt es da in großen Lettern auf dem Brief an die Journalisten. Gleichzeitig ruft Eff-Eff den Wissenschaftsredakteur einer großen Zeitung an: „Wir haben da was sehr Wichtiges herausgefunden – Wurstbrot macht zuckerkrank!" Die Forscher wissen natürlich, dass es mit Sicherheit andere Gründe hat, warum die Frikadellen- und Wurstbrotfreunde häufiger Diabetes haben – nur sind sie sich über die genauen Ursachen selber nicht im Klaren. Aber wer kennt die schon ... „Das ist auch egal, wir haben jetzt mit viel Aufwand und für teuer Steuergeld genau diesen Zusammenhang erforscht, und nun stehen wir damit in der Zeitung, das ist doch toll – dann bekommen wir vielleicht mehr Geld vom Staat, um noch mehr daran zu forschen, was denn eigentlich der Auslöser für unsere Entdeckung ist!"

MÜSLI MORTALE!

Einige Wochen später schaut sich Eff-Eff seine Fragebögen nochmal genauer durch, ruft dann wieder den Redakteur an und sagt ihm: „Weißt Du was, Müsli erhöht das Sterberisiko!" Der fragt verdattert: „Warum denn das? Müsli ist doch laut anderweitiger Studien so gesund?" Eff-Eff: „Viele unserer Studienteilnehmer sind ja bereits tot. Unsere Untersuchungen haben nun gezeigt, dass gerade sie am häufigsten Müsli gefrühstückt haben – wer also oft Müsli isst, der stirbt früher! Da müssen wir jetzt weiter am Ball bleiben, um diesen Zusammenhang genauer zu analysieren!" Der Redakteur riecht den Braten; weil aber Eff-Eff und seine Forscherkollegen ja angesehene Wissenschaftler sind, schreibt er das dann trotzdem so in der Zeitung, wenn auch mit der Einschränkung: „Wissenschaftlich untermauern lässt sich der beobachtete Zusammenhang von Müsli und Sterberisiko jedoch noch nicht, daher fordern Professor Franz-Ferdinand und sein Team weitere Studien, um die von Müsli ausgehende Gefahr noch besser zu erforschen."

IMMER WEITER, IMMER WEITERE STUDIEN …

Und Eff-Eff reibt sich die Hände! Er freut sich schon wieder, denn vielleicht gibt es bald frische Forschungsgelder vom Staat, weil der sich ja um seine Bürger sorgt. Das Problem ist aber nun: Viele Leser der Zeitungsmeldung haben bereits jetzt Angst vor ihrem geliebten Müsli am Morgen – und das völlig zu Unrecht. Warum? Weil diese Studie außer einer Korrelation nichts ergeben hat. Weder liegt ein wissenschaftlicher Beweis vor, dass Wurstbrot Diabetes verursacht, noch dass Müsli das „Mortalitätsrisiko" erhöht. Die Ursachen dieser statistischen Zusammenhänge sind völlig unbekannt. Und das ist immer so bei Ernährungsbeobachtungsstudien. Denn ob jemand gesund bleibt oder erkrankt, früh stirbt oder alt wird, das hängt nicht entscheidend vom Müsli-Löffeln oder von anderen Ernährungsfaktoren ab – sondern vielmehr von einem komplexen und dynamischen Lebensstilgeflecht aus Genen, Umwelt, Arbeit und sozialem Status, gesellschaftlicher Einbindung und Akzeptanz, sexueller und psychischer Zufriedenheit, Stressanfälligkeit und Entspannungsfähigkeit; viele weitere, individuelle Faktoren kommen noch dazu.

Wie stets in der Ernährungsforschung lautet daher auch bei Forscher Eff-Eff und seinem Team das **„ökotrophologische Universalcredo"** : Nichts Genaues weiß man nicht! Einen der Hauptgründe für dieses nebulöse Wissen um den Gesundheits- oder Schadwert von Nahrung wiederholte Professor Hans-Georg Joost, Ex-Direktor des Deutschen Instituts für Ernährungswissenschaft (DIfE), bei der Vorstellung des „Aktionsplans Ernährungsforschung" im Juni 2013: Im Bereich der Ernährung gebe es zwar viele Korrelationen, sehr häufig fehle aber der Beweis für einen Ursache-Wirkungs-Zusammenhang (Kausalitätsnachweis)[1]. Genauso sieht es aus. Und das sieht nicht nur Joost so. Lassen wir daher zum Abschluss des Kapitels namhafte deutsche und österreichische Wissenschaftler zu Wort kommen.

„BEMITLEIDENSWERTE ERNÄHRUNGSFORSCHUNG"

Der desolate Zustand ökotrophologischer Forschung ist in der Fachwelt schon lange bekannt. So erklärte Prof. Dr. Gerd Antes, Direktor des Deutschen Cochrane Zentrums am Universitätsklinikum Freiburg, das die Qualität wissenschaftlicher Studien bewertet, bereits 2011: „Die Ernährungswissenschaften sind in einer bemitleidenswerten Lage. Studien in diesem Bereich sind von vielen unbekannten oder kaum messbaren Einflüssen abhängig. Deswegen gibt es immer wieder völlig widersprüchliche Ergebnisse."[2]. Nur ein Jahr später ergänzte sein „Studienbewertungskollege" vom staatlichen IQWiG (Institut für Qualität und Wirtschaftlichkeit im Gesundheitswesen), Dr. Klaus Koch, zur Kernschwäche von Ernährungs-Beobachtungsstudien: „Epidemiologische Studien können normalerweise keine Beweise liefern. Punkt."[3]

Daher ist für Prof. Dr. Gabriele Meyer, ehemalige Vorsitzende des DNEbM e.V. (Deutsches Netzwerk Evidenzbasierte Medizin) und seit 2015 Mitglied im Sachverständigenrat von Bundesgesundheitsminister Hermann Gröhe, klar: „Beobachtungsstudien sind nicht geeignet, präventive oder therapeutische Empfehlungen abzuleiten."[4] Einer der Gründe: Beobachtungsstudien liefern ausschließlich Korrelationen (statistische Zusammenhänge), jedoch niemals Kausalitäten (Ursache-Wirkungs-Beziehungen/Beweise). Meyers Nachfolgerin als Vorsitzende des DNEbM e.V., Prof. Dr. Ingrid Mühlhauser, Gesundheitswissenschaftlerin an der Uni Hamburg, erklärte Mitte 2016: „Beobachtungen, auch groß angelegte, sind keine ausreichende Grundlage für eine moderne Medizin." Einer der Gründe: Beobachtungsstudien liefern ausschließlich

Korrelationen, jedoch niemals Kausalitäten. „Zusammenhänge zu beobachten heißt noch nicht, Ursachen zu erkennen", so Mühlhauser[5].

Auch in zahlreichen wissenschaftlichen Publikationen wurde jüngst immer wieder auf die systemimmanente Kernschwäche der Ernährungsforschung hingewiesen: Viele ihrer Ergebnisse seien „völlig unglaubwürdig" – und auch eine „weitere Million Beobachtungsstudien" würden keine endgültigen Lösungen liefern[6]. Aufgrund zahlreicher Schwächen dieser Untersuchungen werden Politiker zu „größerer Vorsicht bei Ernährungsempfehlungen" angemahnt, da diese primär auf Beobachtungsstudien basieren, die nicht durch klinische Studien bestätigt wurden[7].

„NICHT GENÜGEND WISSENSCHAFTLICHE EVIDENZ"…

Dementsprechend war es nur eine Frage der Zeit, bis im Februar 2016 Prof. Dr. Peter Stehle, Präsidiumsmitglied der DGE e.V. (Deutsche Gesellschaft für Ernährung), öffentlich offenbarte, dass die Ernährungsforscher ein Problem haben: „Wir können nicht genügend wissenschaftliche Evidenz liefern." Denn das sei „tatsächlich schwierig, das Liefern von Belegen." Die beobachteten Ergebnisse der Ernährungsforschung seien daher „argumentativ natürlich sehr, sehr schwach. Aber das war immer so und wird so bleiben." Denn zu Studien, die harte Evidenz, also Beweise für beispielsweise gesunde Ernährung liefern könnten, erklärt Stehle: „Solche Interventionsstudien wird es nie geben." Auch auf die Frage, wie hoch der Einfluss der Ernährung auf die Gesundheit (Verfassung) sei, spricht Stehle Klartext: „Das lässt sich nicht quantifizieren. Niemand weiß das."[8]

„GESUNDE ERNÄHRUNG? KANN MAN NICHT SO GENAU DEFINIEREN"…

Ach wie gut, dass jemand weiß, warum das eigentlich niemand weiß … So erklärte der wissenschaftliche Vorstand des DIfE (Deutsches Institut für Ernährungsforschung), Prof. Dr. Tilman Grune, im August 2016: „Gesunde Ernährung kann man gar nicht so genau definieren."[9] Sein

Kollege Medizinprofessor Dr. Achim Bub vom Max Rubner-Institut (MRI), dem Bundesforschungsinstitut für Ernährung und Lebensmittel in Karlsruhe, stellte nur einen Monat später klar: „Wir wissen herzlich wenig über Ernährung."[10] Dr. Walter Burghardt, Ernährungsmediziner am Universitätsklinikum Würzburg und Vorstandsmitglied im Bundesverband deutscher Ernährungsmediziner, konkretisierte kurz danach: „Wissen wir denn tatsächlich so genau, was wir brauchen? So weit ist die Medizin noch nicht."[11] Dieses Kernproblem des „fehlenden Wissens" ist grenzübergreifend bekannt und benannt. „Einerseits wird ständig propagiert, wie wichtig eine gesunde Ernährung ist. Auf der anderen Seite hat die Ernährungswissenschaft bis heute keine schlüssigen Studien für die optimale Ernährung vorgelegt", mahnt Prof. Dr. Jürgen König, Leiter des Departments für Ernährungswissenschaften an der Universität Wien im Oktober 2016[12]. Sein österreichischer Kollege Prof. Dr. Gerald Gartlehner, Leiter des Departments für Evidenzbasierte Medizin (EbM) der Donau-Universität Krems, erklärt die zwei wesentlichen Gründe für diesen Mangel an schlüssigen Studien: „Gute Ernährungsstudien sind sehr schwierig durchzuführen, da viele unterschiedliche Faktoren einen Einfluss haben und das Ergebnis verzerren können. Wir wissen etwa, dass Menschen, die sich ausgewogen ernähren, auch eher Sport treiben und mehr auf ihre Gesundheit achten. Zudem fehlt es in diesem Bereich an finanzieller Power."[13]

„FOLGEN SIE DEM GESPÜR FÜR DEN EIGENEN KÖRPER"...

Dementsprechend schwach fällt auch das Fazit aus, das Experten der Hochschule Fulda zu gesunder Ernährung ziehen. So erklärte Prof. Dr. Christoph Klotter: „Meiner Meinung nach kann heutzutage ohnehin keine allgemeine Ernährungsempfehlung mehr ausgesprochen werden. Jeder Organismus verstoffwechselt Nahrung unterschiedlich."[14] Seine Kollegin Prof. Dr. Jana Rückert-John ergänzte: „Was am Ende dann bleibt, ist sich ausgewogen zu ernähren." Dabei solle man von allem essen und die „Lust und den Spaß am Essen im Zuge des ganzen Gesundheitswahns nicht verlieren."[15] Wie einfach das geht, erläuterte Dr. Margareta Büning-Fesel, ehemalige Geschäftsführerin des aid infodienstes und Leiterin des am 1. Februar 2017 an den Start gegangenen Bundeszentrums für Ernährung, im Mai 2016: „Ich bin überzeugt davon, dass jeder Mensch in der Lage ist, die für ihn beste Ernährung für sich zu entdecken. In erster Linie sollte man dabei seinem Geschmack folgen. Und dem Gespür für den eigenen Körper."[16] Im März 2017 ergänzte Büning-Fesel die eigentliche Gretchenfrage und „die sollte sein: Was ist gut für mich – und was nicht?"[16.1] Hingegen sollten „gesundheitsbezogene Aussagen über Ernährung stets mit einer gesunden Portion Skepsis betrachtet werden", so Dr. Rainer Spenger, Geschäftsführer des österreichischen Vereins für Konsumenteninformation (VKI)[13].

Mit diesem Wissen zum Nichtwissen zu gesunder Ernährung sollten Sie nun bestens vorbereitet sein für die kommenden Kapitel zur Kinderernährung.

Lassen wir abschließend noch den vermeintlichen „SPD-Gesundheitsminister-in-spe" Prof. Dr. Karl Lauterbach zu Wort kommen, der im März 2017 auf die Frage eines WDR-Reporters, ob man sagen könne, die einzig sinnvolle Ernährung gebe es nicht, antwortete: „Das kann man auf jeden Fall sagen. Das ist klar."[17]

 FAZIT

Ernährungsforschung kann aufgrund massiver Limitierungen von Beobachtungsstudien keine Beweise für gesunde Ernährung liefern. Niemand weiß, wie gesunde Ernährung aussehen soll. Es gibt so viele gesunde Ernährungen wie es Menschen gibt, denn: Jeder Mensch is(s)t anders.

BREAKING NEWS! Wir sind im postfaktischen Zeitalter angekommen! Ende 2016 hatte eine Hipvokabel Hochkonjunktur: „postfaktisch". Dieser Begriff, von der Gesellschaft für deutsche Sprache zum „Wort des Jahres 2016" gekürt, beschreibt Zeiten, in denen sich die Menschen in ihrer Wahrnehmung und Realitätsfindung nicht mehr nach wissenschaftlichen Evidenzen, also harten, bewiesenen Fakten richten, sondern sich von Gefühlen leiten lassen. Doch diese gefühlte Realität namens „Postfaktizität" ist alles andere als neu, denn deren längsten weißen Bart hat: die Realität zu gesunder Ernährung. Die Wahrnehmung von und das Wissen zu gesunder Ernährung ist Postfaktizität in Reinform – denn hier dominieren Glaube und Emotion, Wille, Wunsch und Wahn über Wirklichkeit und Wissen, über Evidenz. Und das schon seit Jahrzehnten, de facto seit Existenz der Ernährungsforschung und Ernährungs-Propaganda.

Warum, wissen Sie jetzt. Und nach ein paar weiteren Seiten dieser Lektüre wissen Sie es gar noch besser – und können anschließend die möglicherweise Ihren Wissenskosmos umhüllende „Filterblase" (das zu postfaktisch passende Schweizer Wort des Jahres) zum Platzen bringen ... Nur so am Rande erwähnt, falls Sie sich jetzt der Vollständigkeit halber fragen, was denn zum österreichischen Wort des Jahres gekürt wurde ... es passt überhaupt nicht in diesen Kontext, aber der Allgemeinbildung halber sei es drum, hier ist es: „Bundespräsidentenstichwahlwiederholungsverschiebung".

INFOKASTEN

ALLER GUTEN KORRELATIONEN SIND DREI!

Sicher haben Sie es auch schon (oft genug) gehört: Vegetarier leiden weniger oft unter Darmkrebs und leben länger. Fleisch fördert Darmtumoren und bringt früher ins Grab. Natürlich alles belegt durch Studien. Und tatsächlich: Diese Zusammenhänge wurden in einigen Forschungsarbeiten beobachtet. So zeigte 2013 eine US-Studie, dass Vegetarier länger leben als Fleischesser [1]. Und 2015 ergab eine weitere Untersuchung, dass bei Menschen, die kein Fleisch essen, weniger Darmkrebsfälle auftreten [2]. So weit, so gut – zumindest für die Vegetarierlobby, denn: Die gesunde Langlebe-Botschaft ist damit durch Studien belegt. Nun existieren aber noch weitere, nicht minder glaubwürdige Beobachtungsstudien, die ein etwas anderes Bild der Wahrheit zeichnen. So war in einer Publikation der University of Oxford 2016 zu lesen: Weder Vegetarier noch Veganer leben länger als Menschen, die auch Fisch und Fleisch essen – ergo kein Unterschied in puncto Sterblichkeit [3]. Und die Auswertung von 27 unabhängigen Studien aus Amerika, Asien, Europa und Australien, 2015 publiziert im renommierten *The Journal of the American College of Nutrition,* zeigte: Der Konsum von rotem Fleisch ist bei Dickdarmkrebs ein unbedeutender Faktor [4]. Also auch hier wurde bei Darmkrebs kein Unterschied zwischen Veggies und Omnivoren (Allesessern) gemacht. Damit hätten sich die jeweiligen zwei positiven und zwei neutralen Studien gegenseitig kannibalisiert – und keiner hat recht …

Doch es gibt ja noch einen dritten Ergebniszweig der Korrelationen: Die statistischen Zusammenhänge können nicht nur positiv oder neutral, sondern auch negativ (invers) sein. Dementsprechend – wer suchet, der findet – hat die moderne 360°-Ökotrophologie natürlich auch entsprechende Beobachtungen zu bieten (die Vegetarier unter den Lesern sollten jetzt ganz stark sein). So brachte 2013 das Flaggschiff der ernährungswissenschaftlichen Beobachtungsdampfer namens EPIC folgende Erkenntnis mit von seiner

Forschungsreise: Fleischesser leben am längsten, und zwar die moderaten [5].
Bereits 2009 ergab die Oxford-Analyse besagter EPIC-Studie: Vegetarier
haben häufiger Darmkrebs als Fleischesser [6]. Was macht man nun damit?
So viele Ergebnisse in allen möglichen Richtungen – das bringt den Menschen
doch nur durcheinander! Richtig. Daher wird selektiert ...

WELCHE WAHRHEIT HÄTTEN'S DENN GERN?

Mit obigem Dreifach-Beispiel wird schnell klar, wie der Hase läuft, also wie
Wahrheiten „generiert" werden. Denn je nachdem, mit welchen der drei
Korrelationssträngen – positiv, neutral oder negativ – man sympathisiert
respektive welche Ergebnisse man zwingend benötigt, um eine Ideologie
aufrecht zu erhalten, fällt die Auswahl entsprechend selektiv aus.

- *„Vegetarier haben weniger Darmkrebs und leben länger!"*, frohlocken
  die Pflanzenkost-Lobbyisten.

- *„Es gibt keinen Unterschied zwischen Fleischessern und Vegetariern,
  weder bei Darmkrebs noch bei der Lebenslänge"*, konstatiert nüchtern
  der neutrale Ernährungswissenschaftler.

- *„Wer Fleisch isst, hat weniger oft Darmkrebs als ein Vegetarier und lebt
  länger als die Fleischverzichter"*, freuen sich die Steak-Aficionados.

Diese „Wahrheiten-Trilogie" lässt sich problemlos auf nahezu alle gängigen
Streitfragen oder vermeintlichen Wahrheiten moderner Ernährung übertragen.
Zu viel Salz ist ungesund? Zu wenig auch. Ballaststoffe schützen den Darm?
Zu viel unverdaulicher Ballast kann zu Blähungen, Krämpfen und Bauchschmerzen führen. Fast Food und Schokolade machen dick? Warum haben dann – natürlich stets studiengemäß – Jugendliche, die am meisten Burger und Pommes
[7] oder Schokolade essen [8], einen niedrigen BMI und wenig Körperfett? Ganz
einfach: Weil Ernährungsforschung dem Lesen einer Glaskugel gleicht.

Wo wir gerade dabei sind ... Falls Sie in der aktuell gerne geführten, teils
ideologisch hocherhitzten Diskussion um „ungesundes Fleisch" noch ein paar

aktuelle Fakten statt Postfakten brauchen – kein Problem, nachfolgend gerne kredenzt:

Eine aktuelle Metaanalyse ausschließlich von RCTs (randomisierte klinische Studien) hat ergeben: Der tägliche Verzehr von mehr als einer halben Portion (= 35 g/Tag) rotem Fleisch (verarbeitet und unverarbeitet) hat keinen Einfluss auf die wesentlichen Risikofaktoren für Herz-Kreislauf-Krankheiten (LDL/HDL/Total-Cholesterin, Triglyceride, Blutdruck) [9]. Für diese Studie, die im Topjournal der American Society for Nutrition, in *The American Journal of Clinical Nutrition**, publiziert wurde, analysierten die Autoren 945 bereits vorliegende Studien, von denen 24 RCTs ihre Qualitätskriterien erfüllten und ausgewertet wurden. Die Wissenschaftler, die ihre Arbeit als „erste RCT-Metaanalyse dieser Art" sehen, fanden keinen Hinweis darauf, dass ein deutlich höherer Fleischkonsum als 35 g/Tag die Risikofaktoren für Koronare Herzkrankheiten (KHK) beeinflusst.

Eine weitere Großstudie, bei der mehr als 267.000 Australier beobachtet wurden, zeigte keinen Unterschied in der Sterblichkeit (~17.000 Todesfälle) von Fleischessern zu diversen Formen vegetarischer Ernährung (Vegetarier, Flexitarier [≤ 1x pro Woche Fleisch], Fischvegetarier) [10].

Die neuen KHK- und Sterblichkeitsdaten [9,10] bestätigen die Ergebnisse vorheriger Studien aus 2009-16: Weder Vegetarier noch Veganer leben länger als Menschen, die auch Fisch und Fleisch essen [11,12,13,14]. Weitere Untersuchungen zeigten keinen Unterschied zwischen Vegetariern und Alles-Essern bei Darmkrebs [15,16], Herz-Kreislauf-Erkrankungen [12,17,18] und Schlaganfall [19]. Darüber hinaus lieferten Studien auch folgende Erkenntnisse: Vegetarier leiden häufiger unter Krankheiten als Fleischesser, unter anderem hatten sie mehr psychische Störungen [20,21].

Diese und weitere aktuelle Studien zeigen klar: Aus Gesundheitsgründen muss niemand auf Fleisch verzichten, denn wo noch nicht einmal belastbare

---

* Am J Clin Nutr: „The best clinical research journal in the nutrition field."

statistische Zusammenhänge [Korrelationen] existieren, wie sollte man da auf die Ide(ologi)e einer Ursache-Wirkungs-Beziehung [Kausalhypothese] kommen?

Da der Vegetarismus in Deutschland gemäß offizieller „staatstragender" 2016er-Daten mit entweder drei Prozent Vegetariern [BMEL, 22] oder vier Prozent „üblicherweise" Vegetariern [RKI, 23] – inklusive Veganern und allen Subgruppen – einer kulinarischen Diaspora gleicht, dürfte die Quote der Gesundheitsgläubigen jedoch sehr gering sein – zumal viele primär aus ethisch-moralischen oder urbanen Hipster-Gründen auf Fleisch verzichten.

Zur Abrundung dieses Infokastens seien tiefer interessierten Lesern noch ein paar exotische Forschungsschmankerl zu den „Lunten des Lebens" aufgetischt:

FLEISCH, DER TELOMERSCHÜTZER?

Telo-was? Telomere. Das sind die Schutzkappen am Ende der Chromosomen (Erbgut), die als Indikator für die Lebenszeit der Zellen fungieren – sozusagen die „Zündschnur" des Lebens, die immer kürzer wird, bis die Zelle stirbt. Je länger diese Telomere sind, desto länger leben die Zellen. Daher wird diskutiert, ob Menschen mit langen Telomeren durchschnittlich länger leben als solche mit kurzen [24,25,26,27]. Nun hat eine neue Studie Folgendes gezeigt: Kinder, die im ersten Lebensjahr am häufigsten krank waren, hatten die kürzesten Telomere [28] – also ein schlechtes Zeichen, denn die kurzen Kappen können auf frühzeitige Zellalterung, drohende Krankheiten und schlimmstenfalls gar auf ein kurzes Leben hindeuten. Wenn diese Kinder dann im Alter noch dazu zu viel rumsitzen, dann ist das gar doppelt schlecht für deren Telomere – denn einer weiteren Untersuchung der University of California zufolge haben ältere Frauen zwischen 64 und 95 Jahren, die am meisten sitzen und sich am wenigsten bewegen, die kürzesten Telomere [29].

Aber was wären die modernen Ernährungswissenschaften, wenn es hier nicht auch ein paar passende Studien gäbe, die hoffnungsfroh stimmen! So penetrierte im Sommer 2016 eine neue Studie das Sommerloch mit folgendem Erguss: Fleischesser haben die längsten! Auch wenn diese Schlagzeile so manchen männlichen Steakliebhaber in seiner Manneskraft bestätigen mag: Es ging hier (leider?) nicht um eine Beziehung zwischen Penislänge und Ernährung. Die Wissenschaftler zeigten stattdessen: Rotfleischesser haben die längsten Telomere [30]. Und nur kurze Zeit später gab die Veterinärmedizinische Universität Wien in einer Pressemeldung anlässlich ihrer neuen Studie bekannt: „Ein voller Bauch verjüngt den Siebenschläfer – Ausgiebige Mahlzeit hält Zellen jung". Die Wiener Forscher zeigten, dass die Telomerlänge der Siebenschläfer direkt vom Nahrungsangebot abhing. Nur bei zusätzlichem Futterangebot konnte die gleiche Länge oder sogar eine Verlängerung der Endkappen festgestellt werden [31].

Lautet die freigeistige „Kombination der Korrelation" aller hier aufgeführten Telomerforschungen etwa: Um dem verfrühten Abfackeln der Lebenszeitzündschnüre bei häufig kranken Kindern, die als Erwachsene viel sitzen, entgegenzuwirken, gebt diesen Kindern Fleisch zu essen und lasst sie sich ordentlich den Bauch vollschlagen?! Zugegebenermaßen eine gewagte These, die jedoch aufgrund der Studienlage moderat „plausibilitätsgestützt" daherkommt ... Sie können auch einfach nur drüber lachen, das ist ebenfalls ok. Oder Sie halten sich an das zentrale Credo aller forschenden Ernährungswissenschaftler, denn auch die „Fleischesser-haben-die-längsten-Telomere"-Studie endet natürlich mit deren Lieblingssatz: „Weitere Studien müssen durchgeführt werden, um diesen Zusammenhang näher zu beleuchten."

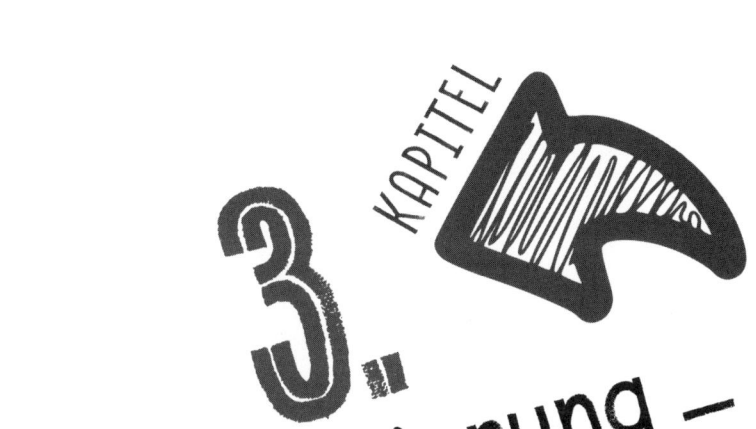

3. KAPITEL

Kinderernährung –
Spagat zwischen Wahn, Wunsch und Wirklichkeit

Grundsätzlich gilt: Den Kindern und Jugendlichen in Deutschland geht es gut. Gemäß 2013er-Daten des Robert Koch-Instituts bewerten 94 Prozent der befragten Eltern den Gesundheitszustand ihrer Kinder als gut oder sehr gut, dito vergeben 88 Prozent der untersuchten 11- bis 17-Jährigen diese beiden Topnoten für ihren eigenen Gesundheitsstatus [1]. Auch in puncto Körpergewicht zeigt die Statistik begrüßenswerte Daten: Den Ergebnissen der paneuropäischen IDEFICS-Studie zufolge (zur Erforschung von Übergewicht von Kindern) dominieren in allen deutschen Bildungsschichten normalgewichtige Kinder (zwischen 68 und 80 Prozent). Besonders interessant: In allen Schichten leben mehr untergewichtige (circa zehn Prozent) als fettleibige Kids (zwischen drei und acht Prozent) [2]. Von einer „Generation fetter Kinder" kann also beileibe nicht die Rede sein – derartige Panikmache muss unter meinungsmanipulativer gesteuerter Propaganda verbucht werden. Denn erstens, wie Sie gerade gelesen haben, gibt es wenige Dicke, und zweitens sinkt deren Zahl auch noch seit Jahren! So präsentierte das Bundesministerium für Ernährung und Landwirtschaft (BMEL) bereits bei der Vorstellung des „Ernährungsberichts 2012" eine Untersuchung der Deutschen Gesellschaft für Kinder- und Jugendmedizin (DGKJ), die nach Auswertung der Schuleingangsuntersuchungen Folgendes ergab: Bei Kindern in nahezu allen Bundesländern waren Übergewicht um bis zu drei Prozent und Adipositas um bis zu nahezu zwei Prozent zurückgegangen [3].

Nur zwei Jahre später, im April 2014, belegten Wissenschaftler der Universität Ulm in der ersten internationalen Übersichtsstudie einen „erstaunlichen Trend in Industrieländern: Die Zahl übergewichtiger Kinder steigt nicht weiter."[4] Studienautor Prof. Dr. Martin Wabitsch, Leiter der Sektion Pädiatrische Endokrinologie an der Ulmer Universitätsklinik für Kinder- und Jugendmedizin, erklärte überrascht: „Die Deutlichkeit des Trends für Deutschland und viele vergleichbare Länder wie der Schweiz, Frankreich, den USA oder Australien hat uns selbst erstaunt." Für Deutschland analysierten die Forscher die Daten aus Schuleingangsuntersuchungen mit jährlich mehr als einer halben Million Kinder. So wurden sie „auf die erstaunliche Trendwende aufmerksam, die seit dem Jahr 2000 immer deutlicher wird."[4] Und zwar so deutlich, dass auch im 13. Ernährungsbericht der Deutschen Gesellschaft für Ernährung (DGE) Anfang 2017 konstatiert wurde: Die Prävalenz (Häufigkeit) übergewichtiger und adipöser Kinder bei der Einschulung nimmt in nahezu allen Bundesländern weiter ab – oder anders: Kinder, die heute in die Schule kommen, sind nicht mehr so dick wie die Jahre zuvor[4.1]. Diesen generellen Trend bestätigte Anfang 2017 ebenfalls eine Folgestudie der KiGGS-Forschung: „Bei Kindern zwischen vier und zehn Jahren ist **kein** Anstieg von Übergewicht und Adipositas zu beobachten."[4.2]

NORMAL IST NORMAL

Über alle Schichten und Altersklassen hinweg betrachtet zeigen sowohl IDEFICS als auch die KiGGS-Studie des Robert Koch-Instituts, dass etwa drei Viertel der deutschen Kinder und Jugendlichen normalgewichtig sind – nochmal zum Auf-der-Zunge-zergehen-Lassen: Fast 75 Prozent des hiesigen Nachwuchses sind nicht zu dick und nicht zu dünn, nein, die lieben Kleinen und Großwerdenden sind **normalgewichtig**. Dies wurde Anfang 2017 erneut durch die Ergebnisse einer EU-finanzierten Studie namens I.Family bekräftigt, in der etwa 16.000 Kinder aus acht europäischen Ländern, darunter auch Deutschland, „vermessen" wurden: Etwa 80 Prozent der deutschen Kids sind normalgewichtig (inklusive dünn) [4.3].

Den höchsten Anteil fettleibiger Kinder (20 Prozent) hat übrigens Italien [2] – generell weisen italienische Kinder in allen Altersgruppen über drei Jahren einen deutlich höheren Body-Mass-Index (BMI) auf als Kinder in Belgien, Deutschland, Schweden, Spanien, Ungarn und Zypern [5]. In der jüngsten EU-Studie galt etwa die Hälfte der Bambini als „normalgewichtig" [4.3]. Vielleicht schmeckt ja die „gesunde Mittelmeerkost" so lecker? Die IDEFICS-Studienautoren hingegen erklären: „Dabei zeigte sich, dass der mütterliche BMI der Faktor war, der am stärksten mit der BMI-Zunahme bei den Kindern verbunden war." [5] Dieser deutliche Zusammenhang war auch in der Folgestudie I.Family zu beobachten [4.3]. Das spricht natürlich sehr stark für eine genetische Prädisposition, also für die Tatsache, dass das Erbgut von Mama „schuld" ist an den Speckröllchen der Bambini. Zu diesen Zahlen sollte man wissen: Wie bei den Daten zu Erwachsenen basieren auch die Kindergewichtsklassen auf dem BMI – der bekanntermaßen nicht viel taugt (unter anderem, weil der BMI keine Unterschiede zwischen Fett- und Muskelmasse und deren Verteilung macht).

GESUND UND MUNTER – ABER RENITENT ...

Nun, da es dem Nachwuchs gut geht und allgemeine Gewichtsprobleme kein Thema sind, muss man sich über den Gesundheitszustand der Kinder eigentlich keine Gedanken machen. Doch dem ist nicht so, denn die widerspenstigen Kleinen wollen sich einfach nicht so ernähren, wie es die Ernährungsfunktionäre für gesund halten! Der Nachwuchs isst doch tatsächlich fast nur Lebensmittel am liebsten, die von der Gesundheitspolizei als ungesund abgestraft werden: Pizza, Nudeln, Pommes und Schnitzel sind die kulinarischen Favoriten der Kinder, dazu natürlich gerne Süßigkeiten. Das „gesunde" Obst und Gemüse hingegen wird meist renitent verschmäht. Aber aufgrund der allgegenwärtigen Propaganda zur „gesunden" Kinderernährung haben viele Eltern ein schlechtes Gewissen, weil das Essverhalten der eigenen Kinder so gar nicht den publizierten Regeln entspricht. Doch dieses schlechte Gewissen muss nicht sein.

KEINE BEWEISE FÜR „GESUNDE" KINDERERNÄHRUNG!

Genauso wenig, wie es gesicherte Erkenntnisse zur gesunden Ernährung bei Erwachsenen gibt, genauso wenig weiß die Wissenschaft darüber, welches Essen für Kinder und Jugendliche gesundheitsfördernd ist. Die Gründe sind die gleichen, Sie kennen sie bereits aus dem zweiten Kapitel „Glaskugel Ernährungswissenschaften". Ernährungsstudien können keine Beweise liefern, sondern nur statistische Zusammenhänge. Hinzu kommt: Existieren für Erwachsene Myriaden von (Korrelations-)Studien, so liegen für Kinder und Jugendliche wesentlich weniger Beobachtungsstudien vor – und noch viel weniger solche, die klare Korrelationen zeigen. Ganz im Gegenteil. Die meisten Studien, die Zusammenhänge zwischen Kinderernährung und Körpergewicht untersucht haben, zeigen keine statistisch signifikanten Zusammenhänge, die das kolportierte (Halb-)Wissen zu gesunder Kinderernährung stützen. Fast Food und Übergewicht? Süßigkeiten und Fettleibigkeit? Obst, Gemüse und Normalgewicht? Es gibt keine gesicherten Daten, die auch nur annähernd eine Warnung vor Fast Food oder eine Empfehlung pro Gemüse rechtfertigen. Und selbst wenn diese Korrelationen vorliegen würden, wäre das noch immer kein Ursache-Wirkungs-Beleg, denn zahlreiche andere Lebensstilfaktoren können für kindliche Adipositas verantwortlich sein.

Der Rat an alle Eltern kann daher nur lauten: Machen Sie sich keine Gedanken, wenn Ihr Kind nicht das isst, was missionarische Ernährungsapostel fordern, sondern freuen Sie sich, wenn Ihr Kind Lust auf sein Essen hat und ein gesundes Körpergefühl für Hunger und Sättigung entwickelt. Gerade Letztgenanntes kann dazu beitragen, die Kinder davor zu schützen, dass sie frühzeitig Essstörungen entwickeln. Gut möglich, dass Sie sich jetzt fragen: Wenn also niemand weiß, wie gesunde Kinderernährung auszusehen hat, wie bitte schön soll ich dann als treusorgende Mutter oder treusorgender Vater mein Kind gesund ernähren? Ganz einfach: Es kann nur eine Person geben, die das weiß (denken Sie hier immer an das „Highlander"-Motto, siehe auch Essenzen ehrlicher Ernährung für Kinder am Ende in Kapitel 10).

KINDER WISSEN, WAS GESUND FÜR SIE IST!

Kinder haben uns Erwachsenen etwas Entscheidendes voraus: Ihr Ess-Instinkt wurde noch nicht von Ernährungspropaganda verdorben. Aus diesem Grund vertrauen Kinder voll und ganz auf ihren Körper, der ihnen sagt, was gutes Essen ist und was er nicht will – und zwar aus biologisch-physiologischen Gründen, nicht aus ideologischen. **Gesund ist das, was die Kinder gerne und mit Genuss essen.** Sendet das Körperfeedback positive Signale wie „lecker, das schmeckt, ich fühle mich gut", dann haben die Eltern genau das richtige, kindergesunde Essen serviert. Alles, was Kindern jedoch nicht schmeckt, kann aus evolutionsbiologischen Gründen nicht gesund sein – denn ihr sensibler, heranwachsender Körper lehnt es ab. Und darauf sollten auch die Eltern hören, zum Wohl der Kinder.

Als Eltern geben Sie vor, was auf den Tisch kommt, aber die Kinder bestimmen, was in den Mund kommt. Geben Sie den Kindern Mitbestimmungsrechte beim „was" und lassen Sie sie dann selbst entscheiden, wie viel sie sich wovon auf den Teller laden. Bieten Sie stets Neues zum Probieren an, fördern Sie die Genussfähigkeit Ihres Kindes und haben Sie Geduld und Verständnis – denn auf einem Kinderteller bleibt meistens etwas liegen, weil Heranwachsende noch kein ausgereiftes Gefühl für die richtige Menge entwickelt haben. Gut zu wissen: Entsprechend ihren Entwicklungsphasen durchleben Kinder auch sehr spezielle Essphasen. Es kann sein, dass sie wochen- oder gar monatelang fast immer nur eine sehr eng begrenzte Auswahl an Speisen essen, die sie gut kennen, und neue Lebensmittel konsequent meiden. Das nennt man die „Picky Eater"-Phase, „Food Neophobie" oder „selektives Essverhalten" – besonders zwischen dem zweiten und vierten Lebensjahr dominiert dann evolutionsbiologisch der „skeptische Sicherheitsaspekt": Der Körper weiß, welche Nährstoffe zum Wachsen und Gedeihen das bekannte und akzeptierte Essen liefert, und er will in dieser Phase keine Experimente mit neuer, unbekannter Nahrung wagen. In der Regel können Eltern in dieser Zeit entspannt bleiben und ihren Sprösslingen unbesorgt so lange ihre Lieblingsspeisen servieren, bis sie von sich aus wieder nach neuen Gerichten fragen (denn ewig wird kein Kind das Gleiche essen wollen, da können Sie sicher sein). Diese Phase einseitiger Ernährung kann wiederum vom genauen Gegenteil abgelöst werden: der Experimentierphase.

Hier will das Kind Neues entdecken, die juvenile Biologie vergrößert ihr Jagdrevier und erweitert so ihr Nahrungsspektrum. Aufmerksame Eltern können diesen Erkundungsdrang fördern, indem sie den Nachwuchs neugierig machen auf unbekannte Lebensmittel und neue Geschmacksrichtungen, indem sie für Vielfalt und Abwechslung auf Tisch und Teller sorgen und den Genuss vorleben. Je mehr ein Kind probieren kann und will, desto besser. Dazu gehören natürlich auch unbekannte Gemüse. Nur eines sollte selbstverständlich sein: Wenn es dem Kind nicht schmeckt, ist die Forderung „das muss gegessen werden" tabu. Denn egal, wie häufig man auch liest, wie gesund doch Brokkoli, Spinat & Co. für die lieben Kleinen seien, wenn es den Kindern nicht schmeckt, verbannen Sie es vom Teller. Auch die stets gutgemeinten Tipps cleverer Ernährungsexperten, wie man den Kids das ungeliebte Gemüse durch verspielte Verarbeitung „unterjubelt", gehören in den Biomüll – denn sie ändern nichts daran, dass dem kleinen Körper etwas eingetrichtert werden soll, das ihm physiologische Probleme bereiten kann (deshalb lehnt ein Kind [aus somatischen Gründen] ja potenziell unverträgliche Speisen ab).

KINDER BRAUCHEN ENERGIE!

Kinderkörper benötigen zur biologischen Weiterentwicklung keine sekundären Pflanzenstoffe, sondern primär Energie, die gesundes, ungestörtes Wachstum ermöglicht: Eiweiß, Fett und Kohlenhydrate. Daher präferieren Heranwachsende energiereiche Lebensmittel, die – ganz wichtig – sowohl leicht und gut verdaulich sind, als auch schnell und viel Power liefern. Und so verwundert es nicht, dass bei Umfragen die kinderkulinarischen Highlights immer die gleichen sind: Pommes, Pizza, Spaghetti, Schnitzel. Obst und Gemüse? Interessiert nur am Rande respektive wird verschmäht. Auch das Wörtchen „gesund" erzeugt bei vielen Kindern eine Abwehrhaltung; „lecker" finden sie besser. Doch warum lassen umtriebige Ernährungsfunktionäre die Kinder nicht einfach essen, was sie wollen und was ihnen schmeckt, sondern versuchen, ihnen mit obsessivem Schuleifer die frei erfundene Gesundkost einzuverleiben? Die Antwort können nur die zuständigen Ernährungs- und Gesundheitsminister geben. Interessant ist, dass hauseigene Ministerialstudien genau die oben aufgeführten Vorlieben der Kinder aufzeigen – und trotzdem wird agiert, als müsse man zwangsernähren ...

POMMES HUI, PILZE PFUI!

Ende November 2014 präsentierten Wissenschaftler eine Studie der Hamburger Hochschule für Angewandte Wissenschaften zum Thema „Ernährung in Schulen", die im Auftrag des Bundesministeriums für Ernährung und Landwirtschaft durchgeführt wurde [6]. Die Autoren befragten dazu mehr als 12.000 Schüler. Heraus kam unter anderem eine Top-10-Hit- oder besser gesagt Flopliste „mag ich gar nicht essen". Und hier dominieren [wen wundert's?] Gemüsesorten: Spinat, Brokkoli, Pilze und Spargel. Aus kinderkörperlich-physiologischer Sicht ist das absolut nachvollziehbar, denn Spinat enthält, wie auch beispielsweise Rote Beete und Rhabarber, Oxalsäure: die greift den Zahnschmelz an, kann

Nierensteine fördern und die Blutgerinnung stören. Lehnt ein gesundes Kind derartiges Essen instinktiv ab, dann lautet das Körpersignal: Es schmeckt nicht. Und beim „Supergemüse" Brokkoli entstehen nach Verzehr im Körper aus den natürlichen Inhaltsstoffen dann die in der Landwirtschaft beliebten Pestizide der Dioxingruppe. Kein Wunder, dass Brokkoli auf der „Bäh-Pfui"-Liste rangiert. Und Pilze oder Spargel? Ja, warum sollte ein Kind Pilze oder Spargel mögen? Schwabbelige, teils schwer zu kauende „undefinierbare Objekte und komisch riechende Wasserstangen" ohne jeglichen echten Nährwert, die dem Kinderkörper auch noch Verdauungsarbeit abfordern? Nachvollziehbar, dass Pilze, Spargel & Co. als „kindliche Teller-Topseller" gnadenlos durchfallen.

Das Gleiche gilt übrigens auch für Vollkornbrot: Selbst darmsensible Erwachsene bekommen von den vielen unverdaulichen Ballaststoffen Blähungen, Krämpfe und Bauchschmerzen, weil sie volles Korn nicht vertragen (es sich aus „Gesundheitsgründen" aber häufig doch reinzwängen). Noch nicht voll entwickelte Kindergedärme können da wesentlich heftiger rebellieren und reagieren. Also haben Sie humanphysiologisches Verständnis, wenn Ihre lieben Kleinen das „böse Weißbrötchen" viel lieber mögen – es kann einfach besser verdaut werden und liefert schneller Energie. Dass natürlich kein einziger ökotrophologischer Beweis existiert, dass Vollkorn „gesünder" ist als normales Brot, muss nicht noch extra erwähnt werden, oder?

Schauen wir nun auf die Sonnenseite der Teller. Was also schmeckt den Schülern? In der Hitliste „Most wanted on the plate" treffen wir die altbekannten lukullischen Lieblinge Nudeln, Pizza, Pfannkuchen, Pommes und Schnitzel. Und die Hamburger Studie zur Schulverpflegung hat noch etwas gezeigt: Den Kindern munden ihre Mittagsmahlzeiten am „Arbeitsplatz". Etwa der Hälfte aller Schüler schmeckt das Essen sehr gut oder gut, insgesamt liegt die Note bei einer Zwei minus, und das ist unterm Strich, was auf dem Tisch zählt. Könnte man meinen. Aber nein, andere ideologische Randerscheinungen der Studie ließen sich öffentlichkeitswirksam besser verbraten: Die Pennäler bekämen zu viel Fleisch und zu wenig Gemüse, das Essen entspräche nicht den DGE-Standards zur „gesunden" Kinderernährung. Der Minister sieht Handlungsbedarf!

DGE-REGELN ZUR KINDERERNÄHRUNG UNTAUGLICH

Dazu muss man wissen: Erstens gibt es bis dato keinen einzigen Beweis, dass die seit 2007 existierenden DGE-Standards/Regeln zur Kinderernährung die Gesundheit der Kinder auch nur ein Promille fördern – und damit gibt es auch keine Sicherheit, dass diese frei erfundenen Regeln zur Zwangsernährung dem Nachwuchs nicht vielleicht sogar schaden. Doch dieses „potenzielle Problem" scheint auch fast zehn Jahre nach DGE-Standardisierung noch irrelevant, denn: „In Deutschland ernähren sich nahezu 90 Prozent der Kinder und Jugendlichen nicht nach den Empfehlungen für eine gesunde Ernährung", erläuterte Prof. Dr. Manfred James Müller, Leiter der Abteilung Humanernährung an der Uni Kiel und Sprecher des Kompetenznetz Adipositas im November 2016 [7].

Und zweitens weiß niemand, wie viel Fleisch „zu viel" ist, geschweige denn, wie gesunde Ernährung für Kinder aussehen soll. In diesem Zusammenhang sei ein Medienbericht in der FAZ erwähnt: Hier bestätigte Dr. Andreas Pfeiffer, Professor an der Berliner Charité und am Deutschen Institut für Ernährungsforschung (DIfE) in Potsdam, dass keine Evidenz „speziell für Kinder und Jugendliche im Schulalter" vorliege, „dass viel Fleisch nicht gut ist." [8] Auch interessant: Eine neue Studie unter Leitung des Helmholtz Zentrums München lieferte Ende 2016 folgende Erkenntnisse: Männliche Jugendliche, die im Alter von zehn Jahren mehr rotes Fleisch und Fleisch insgesamt konsumierten, hatten mit 15 eine höhere fettfreie Masse und waren muskulöser. Als mögliche Erklärung sehen die Wissenschaftler den hohen Gehalt an essenziellen Proteinen insbesondere in rotem Fleisch. In Bezug auf das kindliche Körperfett (Fettmasse-Index) konnte hingegen kein Zusammenhang beobachtet werden. Bei Mädchen war nichts dergleichen zu finden [9].

Zurück zur „Fleischparanoia & Co. auf Schultellern": Man weiß nichts, tut aber im Lichte der Öffentlichkeit gerne so, als wolle man nur das Beste für die Gesundheit der lieben Kleinen. Das Geld jedoch, das die Politik in dieser überflüssigen öffentlichen Debatte verschwendet, sollte lieber in nahrhaftes Schulessen investiert werden – und zwar am besten unter primärer Berücksichtigung der Wünsche der Kinder, denn nur sie wissen, was ihnen schmeckt und gut bekommt. Begrüßenswerterweise scheint diese „Primärerkenntnis" seit Februar 2015 auch bei Bundesminister Christian Schmidt im Fokus der Schulernährung zu stehen: „Essen soll schmecken und Spaß machen", gab Schmidt anlässlich der Bildungsmesse didacta bekannt. Zudem solle es auch gesund sein – klar, dieser im wahrsten Sinn politisch korrekte Halbsatz durfte trotz fehlenden Wissens nicht fehlen.

FAST FOOD UND ÜBERGEWICHT: KEIN ZUSAMMENHANG

Kurz vor der Schulessen-Umfrage ergaben gleich mehrere internationale Studien unisono, dass kein Zusammenhang zwischen Fast Food, „gesunder" Ernährung und dem Körpergewicht von Kindern bestehe. So überraschte eine große globale Studie mit 200.000 Jugendlichen aus 36 Ländern, erschienen in *The British Medical Journal* (BMJ open), mit folgendem Ergebnis: Mehr als 50 Prozent der Mädchen und Jungen essen häufig oder sehr häufig Fast Food, und diese Jugendlichen haben einen niedrigeren BMI als ihre Altersgenossen, die wenig Burger verzehren[10]. Wir wollen jetzt nicht die Hypothese in den Raum stellen, Fast Food mache dünn, oder die Studie sei von McDonald's oder Burger King finanziert worden. Die neuseeländischen Studienleiter der University of Auckland und der University of Otago gaben auf jeden Fall keine Interessenskonflikte an [eine Drittfinanzierung durch Fast-Food-Hersteller beispielsweise wäre so ein Interessenkonflikt]. Eines jedoch zeigte die Studie ganz klar: Weder bei Kindern noch bei Jugendlichen war ein praktisch relevanter Zusammenhang zwischen Fast-Food-

Konsum und BMI erkennbar (Unterschiede im 0,1 bis 0,2 BMI-Punkte-Bereich). Fast Food als Dickmacher? Der BMJ-Studie zufolge ist dies definitiv auszuschließen.

ERNÄHRUNGSHÄUPTLING GESPALTENE ZUNGE ...

So überraschend die Ergebnisse für Ernährungsideologen auch sein mögen, so vorhersehbar sind die Interpretationen der BMJ-Autoren: Es kann nicht sein, was nicht sein darf – dieses Credo steht, wie zu erwarten, im Fokus der Forscher; denn immer, wenn Ergebnisse nicht ins Weltbild der sogenannten gesunden Ernährung passen, werden die eigenen Daten massiv relativiert und hinterfragt. So auch hier: Man solle die Ergebnisse mit Vorsicht interpretieren, denn es könnten fehlerhafte Angaben und andere, unbekannte Gründe (confounder) für den Zusammenhang „viel Fast Food – niedriger BMI" verantwortlich sein, mahnen die Autoren. Natürlich ist dieser Hinweis absolut korrekt, denn es handelt sich hier wie fast immer in der Ernährungswissenschaft um eine Beobachtungsstudie – und da gilt, Sie wissen es nun bereits, dass jegliche Ergebnisse nie einen Ursache-Wirkungs-Beweis (Kausalität) zeigen, sondern nur einen statistischen Zusammenhang (Korrelation), der durch zahlreiche Faktoren verzerrt wird.

Doch leider sind die Autoren nicht immer derart konsequent kritisch bei ihrer Datenanalyse – denn ideologisch **passende** Ergebnisse werden brav ins Ursache-Wirkungs-Schema gepresst. In der aktuellen Studie zeigen die neuseeländischen Forscher in vorbildlicher Manier, wie man mit gespaltener Zunge spricht: Neben den bereits erwähnten 200.000 Jugendlichen zwischen 13 und 14 Jahren untersuchten die Forscher ebenfalls Daten von 73.000 Kindern auf den Zusammenhang zwischen Fast-Food-Konsum und BMI. Hier beobachteten die Universitäts-Wissenschaftler eine minimale positive Korrelation: Kinder im Alter von sechs bis sieben Jahren, die oft (ein- bis zweimal pro Woche) bis sehr oft (dreimal oder mehr pro Woche) Fast Food essen, haben einen BMI, der um 0,15 bis 0,22 Punkte höher liegt als der bei Wenig-Essern von Burgern & Co. Doch nun kommt der Knaller: Im Gegensatz zu den ernährungsideologisch unpassenden Ergebnissen bei den Jugendlichen wird bei den Kindern **nicht** vor einer Fehlinterpretation gewarnt. Stattdessen sehen die Autoren auf Basis der identischen Datengrundlage einen Beweis (evidence), dass Fast Food zur Gewichtszunahme beitragen kann – denn so „gehört" es sich in der Science Fiction zu gesunder Ernährung. Doch die unterschiedlichen Ergebnisse und deren diametrale „Interpretation al gusto" verdeutlichen nicht allein die doppelzüngige Moral der Ernährungsforscher. Die Daten offenbaren noch wesentlich interessantere Phänomene: Erstens sind die Unterschiede in BMI-Bereichen von 0,1 bis 0,2 lächerlich gering und damit praktisch irrelevant. Und zweitens strafen die dokumentierten absoluten BMI-Werte der Kinder und Jugendlichen all jene Panikmacher Lügen, die von einer „Generation dicker Kinder" schwadronieren, denn:

„DÜNNE" KINDER DOMINIEREN

Vorausgesetzt, die BMJ-Daten stimmen, müssten Politiker eine 180°-Kehrtwende in ihren omnipräsenten Kampagnen zur „Prävention von kindlichem Übergewicht" einleiten: Der durchschnittliche BMI der sechs- bis siebenjährigen 73.000 Kinder aus 17 Ländern liegt bei 16,51 – das wäre massives Untergewicht bei Erwachsenen (definiert ab BMI < 18,5), bei Kindern gilt dieser Wert als normal. Bei den 200.000 Jugendlichen zeigt die Studie einen BMI von durchschnittlich 20 – ein Wert im mittleren Bereich des Normalgewichts. Dieses globale Ergebnis entspricht den deutschen Daten aus einer der größten, eingangs bereits erwähnten, paneuropäischen Studie, der IDEFICS: In allen deutschen Bildungsschichten dominieren normalgewichtige Kinder (zwischen 68 und 80 Prozent) – aber es gibt überall mehr untergewichtige (circa zehn Prozent) als fettleibige Kids (zwischen drei und acht Prozent) [2]. Eine detaillierte Subgruppen-Analyse der BMJ-Studie [10] offenbart weitere interessante

Erkenntnisse: Bei männlichen Jugendlichen aus den untersuchten Industrieländern (z. B. Japan, Spanien, USA, Belgien) besteht ein klarer Zusammenhang zwischen „mehr Fast Food und niedrigerem BMI" – im Gegensatz zu Entwicklungsländern, wo diese Korrelation statistisch nicht signifikant war. Bei Mädchen beobachteten die Forscher diesen Zusammenhang in beiden „Welten". Unabhängig von all den limitierenden Faktoren einer Beobachtungsstudie, den doppelzüngigen Schlussfolgerungen und den möglichen Anzeichen einer „Epidemie dünner Kinder" zeigt auch diese Studie eines ganz klar: Wer Fast Food weiterhin als singulären Dickmacher brandmarkt, der verkennt und verdreht bewusst die Fakten oder hat keine Ahnung.

KEIN SPORT – KEIN SPECK?!

Darüber hinaus hat eine repräsentative Studie mit 2.571 Kindern zwischen sieben und neun Jahren ergeben[11]: Fernsehen, Fast-Food-Restaurants und wenig Sport sind keine Risikofaktoren für Fettleibigkeit. Die Autoren widerlegen mit ihrer Untersuchung den weit verbreiteten Irrglauben, dass fettleibige Kinder mehr fernsehen, öfter Hamburger, Pommes und Pizza essen und weniger Sport treiben als normalgewichtige Kinder. Eine weitere aktuelle Studie mit 686 Kindern zwischen neun und elf Jahren bestätigt diese Ergebnisse, nämlich keinen Zusammenhang zwischen „gesunder" Ernährung, sitzenden Tätigkeiten, sportlicher Aktivität und Übergewicht beziehungsweise Adipositas[12].

Obige Studien wurden unabhängig voneinander in Polen und Portugal durchgeführt. Eine detaillierte Analyse der repräsentativen polnischen Daten offenbart weitere interessante Erkenntnisse: Bei Kindern, die keinerlei Sport trieben, konnte keine statistische Wahrscheinlichkeit für Fettleibigkeit errechnet werden. Der Grund: In den „No Sports"-Gruppen gab es weder adipöse Mädchen noch Jungen. Und ob die Kinder in Fast-Food-Restaurants essen oder nicht, hatte ebenfalls keinen Einfluss auf das Körpergewicht – ein Ergebnis, das kurz zuvor bereits eine

US-amerikanische Studie lieferte: Der Verzehr von Pommes, Pizza & Co. korrelierte nicht mit dem kindlichen Körpergewicht. Auch die portugiesischen Forscher fanden keinen Zusammenhang zwischen angeblich gesunder oder ungesunder Ernährung und dem Gewicht der Kinder. Beide Studien [11, 12] benennen einen Zusammenhang als signifikant, den auch eine dritte, norwegische Untersuchung [13] bestätigt: Fettleibige Eltern haben häufiger fettleibige Kinder. Wenn gleich drei europäische Studien aus 2014 zu diesem Ergebnis kommen, dann spricht das klar für die Gene als dominierende Einflussfaktoren bei Adipositas.

DICKE ELTERN – DICKE KINDER

Und so wurde das Kernergebnis dieser Studien, dass ein hoher Eltern-BMI mit übergewichtigem Nachwuchs einhergeht, fast zeitgleich durch den Leiter einer Studie des Universitätsklinikums Ulm, Kinder- und Jugendarzt Professor Martin Wabitsch, untermauert: „Das Gewicht der Mütter, bevor sie schwanger wurden, bestimmt auch später das Gewicht der Kinder im Grundschulalter." Daraus resultierende Stoffwechselkrankheiten ließen sich nicht mit „gesunder" Ernährung therapieren: „Die Kinder können nichts dafür, und der Stoffwechsel lässt sich auch nicht umprogrammieren", erklärte Wabitsch 2014 der dpa [14].

Umprogrammiert werden sollten hingegen die antiquierten Denkmechanismen deutscher Politiker, denn nicht nur die aktuellen Studienergebnisse entlarven die reflexartigen Politik-Vorstöße einmal mehr als pure Hilflosigkeit, die in gewohnt gebetsmühlenartigem Aktionismus mündet. Wenn Ernährungs- und Landwirtschaftsminister Christian Schmidt Ernährungserziehung zu Hause, in Kitas und Schulen fordert, und die Vorsitzende des Verbraucherausschusses im Bundestag, die Grünen-Politikerin Renate Künast, Lebensmittelwerbung für Kinder verbieten will, dann muss man ernsthaft in Zweifel ziehen, dass führende deutsche Politiker den aktuellen Stand der Wissenschaft kennen. Gleiches gilt für die hiesige Allianz gegen Nichtübertragbare Krankheiten

(NCD), die täglich eine Stunde Sport in Schulen und Kitas sowie eine Zucker- und Fettsteuer auf „ungesunde" Lebensmittel fordert, denn: Bis dato hat die Wissenschaft keinen einzigen Beweis erbracht, dass irgendein Lebensmittel oder eine Ernährungsform Kinder dick oder dünn, krank oder gesund macht – geschweige denn liegen Belege vor, wie „gesunde" Kinderernährung aussehen soll. Und selbst die staatlich geförderten Ernährungsinstitutionen wie die Deutsche Gesellschaft für Ernährung (DGE), die Schweizer Gesellschaft für Ernährung (SGE), das Deutsche Institut für Ernährungsforschung (DIfE) und der aid-Informationsdienst (ab 2017 Bundeszentrale für Ernährung (BZfE) sind der Meinung: **„Die Einteilung in gesunde und ungesunde Lebensmittel hat keinen Sinn."** Auch dass regelmäßiger (Schul-)Sport die Kinder vor irgendetwas schützt, ist ein reines Ammenmärchen. All das wird durch die jüngsten Untersuchungen erneut bestätigt.

GESÜSSTE GETRÄNKE MACHEN KINDER DICK? BEILEIBE NICHT!

Ein weiteres Bespiel der bewussten Diskreditierung „unschuldiger" Lebensmittel, ohne dass wissenschaftliche Beweise vorliegen, ist der Stempel „Dickmacher" auf Softdrinks (also Limonaden, Cola und generell gezuckerte Getränke). Derzeit ist ja schwer angesagt, die von Kindern geliebten süßen Softdrinks zu verbieten, zu versteuern, zu verteufeln. Doch wie bei jeglichem ernährungsapostolischen Übereifer offenbart auch hier ein Blick hinter die Studienkulissen die Gehaltlosigkeit dieser Forderungen: Es existieren keine konsistenten Korrelationen zur hypothetischen Ableitung dick- oder krankmachender Effekte von Limo & Co. – von Beweisen ganz zu schweigen (die wird man auch niemals finden, das wissen Sie inzwischen). Und es kommt sogar noch besser: Aktuelle Studien zeigen überraschende Korrelationen, die der Gesundheitspolizei so gar nicht schmecken.

So ergab die aktuelle Auswertung eines „Review of 13 Reviews" im August 2015 [15]: Der Zusammenhang zwischen dem Konsum gesüßter

Getränke und dem Gewicht von Kindern ist absolut unklar. Damit bestätigte diese Großstudie fast zeitgleich eine weitere Publikation, die das generelle Fehlen von Beweisen beim Zusammenhang von Zuckerkonsum und Körpergewicht beklagt [16]. Diesen ökotrophologischen Normalzustand „wir wissen, dass wir nichts wissen" verdeutlichen weitere neue Studien: Der hohe Konsum gesüßter Getränke war bei Mädchen mit einem höheren BMI, aber nicht mit höherer Fettmasse verbunden – also waren sie schwerer, aber nicht dicker (fetter). Bei Jungen bestand weder ein Zusammenhang mit BMI noch Fettmasse – jedoch waren sie umso größer, je mehr gesüßte Getränke sie konsumierten [17]. Das ist doch toll: Limo trinkende Buben werden nicht dicker, aber größer. Und welche Eltern wollen denn kein großes Kind? Eine weitere Studie ergab: Kinder verzehren zugesetzten Zucker gar nicht vorwiegend als Limo & Co., sondern 78 Prozent werden in fester Form verspeist. Der Zusammenhang zeigte: Je höher dieser Verzehr ist, desto niedriger sind die Faktoren für Fettleibigkeit (BMI, Fettmasse, Hüftumfang) [18]. Und das ist dann ja noch toller: Die Softdrinker-Kids sind folglich sogar dünner. Kleiner Wermutstropfen für alle Befürworter des „juvenilen Limo-Abspeckismus": Dieser „added sugar" liefert insgesamt nur zwölf Prozent der Energie, die Kinder täglich aufnehmen [18].

OH GOTT, O-SAFT-STEUER?

Der gleiche Studienleiter konstatierte übrigens in einer Publikation im Jahr zuvor [19]: Zugesetzter Zucker in fester und flüssiger Form steht in keinem Zusammenhang mit Fettleibigkeitsfaktoren bei Kindern. Dies gilt jedoch nicht für hundertprozentigen Fruchtsaft. Zweijährige Kleinkinder, die regelmäßig Fruchtsäfte trinken, haben ein höheres Risiko, bis zum vierten Lebensjahr übergewichtig zu werden [20]. Also besser auf eine O-Saft-Steuer umschwenken?

Natürlich nicht. Denn für alle Restriktionsaktivisten und Anti-Ernährungs-Irgendwas-Propagandisten gilt gleichermaßen: Entweder sie sind nicht in der Lage, die Daten aktueller Studien zu analysieren, dann sind sie ungeeignet für diesen Bereich und sollten etwas anderes verbieten wollen. Oder aber die Panikmacher kennen die Inkonsistenz und Aussagekraft oder besser Aussageschwäche ökotrophologischer Arbeiten, dann darf man mutmaßen: Sie täuschen die Öffentlichkeit bewusst, um mit ihren frei erfundenen Verbots- und Besteuerungsforderungen ihre eigenen Machtansprüche zu demonstrieren und die „gesundheitsrelevante" Deutungshoheit für sich zu beanspruchen. Wer das weiß, kann seinem Kind die nächste Limo mit gutem Gewissem gönnen – denn Beweise, dass Limo ungesund ist, dick macht oder der Verzicht darauf kindlicher Fettleibigkeit vorbeugt, gibt es: KEINE.

DIE MILCH MACHT'S – NUR WAS MACHT SIE DENN?

Noch ein kleiner „Science Buster" einer ganz besonders lieb gewonnenen Ernährungs(nase)weisheit zum Abschluss gefällig? OK, dann brauchen Sie jetzt starke Nerven, denn: Milch macht keine starken Knochen. **„Wir konnten [bei den untersuchten Kindern und Jugendlichen] keinen spezifischen Zusammenhang zwischen Milchkonsum und Knochenmineralgehalt feststellen"**, betonte Dr. Lars Libuda, Autor der seit 1985 laufenden Langzeitstudie DONALD des Forschungsinstituts für Kinderernährung (FKE) im Dezember 2008 [21].

Die Milch macht's also doch nicht … oder doch, aber nur anders als gedacht? Denn Kinder, die mehr Magermilch trinken, sind nicht magerer, sondern dicker als Kinder, die mehr Vollmilch trinken. Voll ungerecht: Vollmilch macht Kinder schlank?! Sie ahnen es: Nichts Genaues weiß man nicht, denn auch hier handelt es sich wie gewohnt um nicht mehr als vage Korrelationen einer Beobachtungsstudie, wenn auch publiziert in *The American Journal of Clinical Nutrition* [22]. Die Autoren sind daher begrüßenswerterweise sehr vorsichtig mit der Interpretation dieser unerwarteten „Vollmilch-Qualitäten": Es könnte auch eine inverse Korrelation vorliegen, was bedeutet, dass per se dicke Kinder mehr Magermilch (zu) trinken (bekommen), weil die Eltern denken, dann werden sie nicht noch dicker oder vielleicht sogar schlanker. Vermutlich hat die Vollmilch sogar noch weitere „versteckte Wirkungen". Denn zieht man die Erkenntnisse einer kurz vor der „Schlank-durch-Vollmilch-Studie" erschienenen Publikation im hautärztlichen Fachmedium *The Journal of the American Academy of Dermatology* zurate, treten folgende, überraschende Erkenntnisse zutage: Jugendliche, die mehr Vollmilch trinken, haben weniger Akne[23]. Die Magermilchtrinker hingegen waren mit mehr Pickeln im Gesicht gestraft. Hängt die pubertäre Pickelparade etwa ursächlich (also kausal) mit dem Milchkonsum zusammen, oder ist der statistische Zusammenhang einfach nur eine weitere, null und nichtige Korrelation, die nichts außer Verwirrung stiftet?

Da niemand eine wissenschaftlich valide Antwort geben kann, müssen Sie sich Ihr eigenes Urteil bilden ... Falls Sie einen Tipp wünschen: Einfach darüber lachen. Sollten Sie aber nichtsdestotrotz an die „schlankmachende Anti-Akne-Power" von Vollmilch glauben, dann sollten Sie auch folgende Untersuchung der Medizinischen Universitätsklinik Tübingen kennen: „Der Konsum von tierischen Fetten kann die Gehirnfunktion und den Schlaf verändern. Demnach führt eine gesteigerte Aufnahme von Milchfett zu erhöhten Blutzuckerwerten, einer verminderten Gehirnaktivität und weniger Bewegung."[24] So was aber auch ...

FAZIT

Bis dato hat die Wissenschaft keinen Beweis dafür geliefert, dass die propagierte „gesunde" Ernährung für Kinder auch tatsächlich gesund ist. Und diesen Beweis wird es aufgrund systembedingter Limitierungen der Ernährungswissenschaften auch niemals geben.

Die Botschaft für Eltern: Bleiben Sie entspannt und machen Sie sich keine Gedanken, wenn Ihr Kind nicht nach den fiktiven, frei erfundenen Regeln gesunder Ernährung essen will, sondern so, wie es ihm gefällt. Es gibt so viele gesunde Kinderernährungen wie es Kinder gibt, denn: Jedes Kind is(s)t anders!

Und in puncto Schulernährung lautet der Appell an die Politiker: Sorgt für volle Kinderteller statt für leere Versprechungen! Kümmert Euch um kostenloses Schulessen für alle, statt um die Einhaltung willkürlicher Ernährungsregeln, von denen unklar ist, ob sie den Kindern nutzen oder ihrer Gesundheit gar schaden. Und sollte es tatsächlich in naher Zukunft den derzeit kontrovers diskutierten Schul-Ernährungsunterricht geben, weil 88 Prozent der Deutschen es gemäß bundesministerialem BMEL-Ernährungsreport 2017 „wichtig oder sehr wichtig finden, dass Kinder bereits in der Schule die Grundlagen gesunder Ernährung lernen wie Englisch, Deutsch oder Mathematik", dann sollte eines im Fokus stehen: praktische Erfahrung mit echten Lebensmitteln statt theoretischem Gepauke falscher Fakten! Bringt den Kindern den Umgang mit Essen bei, die achtsame Vor- und Zubereitung sowie das genussvolle Kochen, Braten und Backen – aber verschont sie mit Mythen zu gesunder Ernährung, die ihre noch unverdorbene kulinarische Körperintelligenz und ihre Fähigkeit zum intuitiven Essen zersetzen.

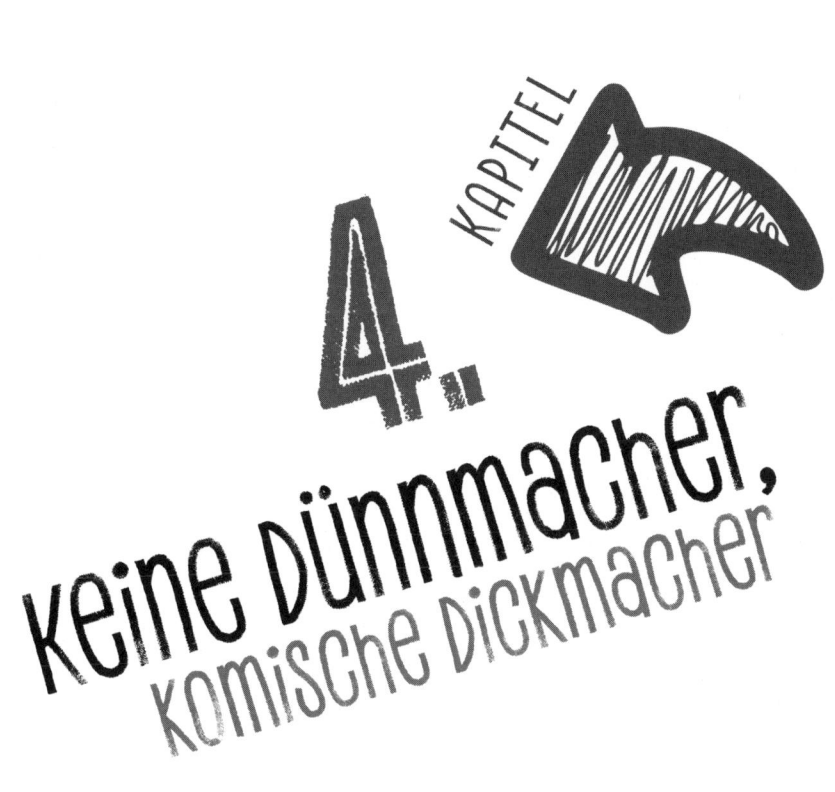

4. KAPITEL

keine Dünnmacher,
komische Dickmacher

Kann man dicke Kinder dünner machen? Gesamtgesellschaftlich stellt sich diese Frage nicht, da mit vier Prozent nur eine Minderheit der Kids fettleibig ist [1]. Aber für diese adipösen Kleinen sollte es doch einen Weg geben, die übermäßigen Speckröllchen „wegzutherapieren" ... Doch leider ist es so: Bis heute hat keine Maßnahme dazu geführt, Adipositas bei Kindern vorzubeugen, geschweige denn, dass dicke Kinder dauerhaft abnehmen. So mahnte Professor Martin Wabitsch bereits Mitte 2012 öffentlich: „Für Jugendliche mit extremer Adipositas gibt es bislang kein überzeugendes, wissenschaftlich-basiertes Behandlungs- und Betreuungskonzept, weder in Deutschland, noch in anderen Ländern." [2] Und Dr. Bärbel-Maria Kurth, Leiterin der KiGGS-Studie des Robert Koch-Instituts, ergänzte: „Für Adipositas gibt es kaum wirkungsvolle Ansätze, noch haben Präventionsmaßnahmen auf Bevölkerungsebene bislang nachhaltige Ergebnisse gezeigt." [2] Kurz danach stimmte auch die damalige Präsidentin der Bundeszentrale für gesundheitliche Aufklärung (BZgA), Prof. Dr. Elisabeth Pott, in den Mahnkanon ein: „Die Defizite in der Versorgung übergewichtiger Kinder und Jugendlicher in Deutschland zeigen, dass es bislang nicht gelungen ist, für diese jungen Patienten effektive und konstante Programme und Beratungsangebote zu schaffen." Zu diesem vernichtenden Urteil kam die BZgA nach Auswertung der ersten und bis dato einzigen Langzeitstudie diverser Therapiemaßnahmen für übergewichtige Kinder [3].

Diese Aussagen zeigen ganz klar: Reflexartige Forderungen von Politikern nach „mehr Bewegung und gesunder Ernährung" sind nicht mehr als hilflose Polemik, die bei dicken Kindern nur zu Frustration führt, weil die Maßnahmen nicht den gewünschten Erfolg bringen. Stattdessen können die Kinder nur scheitern und suchen womöglich eine Teilschuld bei sich selbst, was in einen Teufelskreis

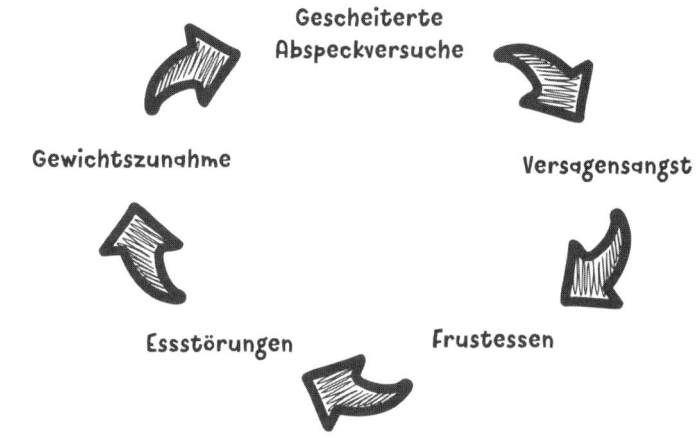

Gescheiterte Abspeckversuche

Gewichtszunahme

Versagensangst

Essstörungen

Frustessen

münden kann. Das gilt im Übrigen nicht nur für professionelle Therapiemaßnahmen, sondern auch für ganz banale Diäten, die als Einstiegsdroge in Essstörungen gelten. Die Wahrscheinlichkeit, nach Diäten eine Bulimie (Ess-Brech-Sucht), Magersucht oder Orthorexie (Zwang, nur noch Gesundes zu essen) zu entwickeln, ist bei Kindern höher als bei Erwachsenen. Dies bestätigen auch die 2016er-Leitlinien zur Vorbeugung von krankhaftem Übergewicht und Essstörungen, federführend verfasst von Kinderärzten der University of Stanford, die empfehlen: **Weder Eltern noch Ärzte sollten Kinder zu einer Diät animieren, denn sie forcieren Übergewicht und ebnen den Weg in Essstörungen**[4]. Echte Hilfe für Betroffene, die tatsächlich Unterstützung benötigen und wünschen, gibt es leider nicht. Es herrscht also große Ratlosigkeit, wie denn nun aus dicken Kindern dünne werden können.

Die Frage, die sich stattdessen aufdrängt, lautet: Was bezwecken Politiker und Lobbyisten mit dieser Bevormundung von Kindern und Jugendlichen nach dem Gießkannenprinzip, wenn keine wissenschaftlichen Beweise für ihre Forderungen vorliegen und Schäden für die kindliche Entwicklung nicht ausgeschlossen werden können? Natürlich leben fettleibige Kinder unter uns, und darüber muss man diskutieren. Die Gretchenfrage lautet: Warum sind vier Prozent der deutschen Kids adipös [1]? Einerseits gehört zu einer humanbiologischen Normalverteilung einer Spezies die große Masse in der Mitte (normalgewichtig) mit Extremen an beiden Enden, also untergewichtig und adipös – alles ganz normal hierzulande; andererseits will die Wissenschaft natürlich gerne Erklärungen liefern, die leicht verständlich sind für jedermann. Da fehlende Daten es seriösen Wissenschaftlern nicht erlauben, Fast Food, Limo und Süßigkeiten als „böse Big-BMI-Buben" zu brandmarken, sucht man nach anderen adipogenen, also fettmachenden Korrelationen – und wird immer wieder fündig, teils mit sehr überraschenden Ergebnissen.

DICKMACHER ANTIBIOTIKA, WOHNORT UND TELLER-LEER-ESSEN?!

Zu den mittlerweile bekannten Faktoren, die mit juvenilem Übergewicht zusammenhängen, gehören Schlafmangel, Essstörungen/psychische Probleme, niedriger Bildungs- und Sozialstatus. Die ursächlichen Zusammenhänge sind reine Spekulation und meist individuell-multikausal. Doch wurden diese „positiven Korrelationen" in den letzten Jahren in zahlreichen Studien wiederholt beobachtet. Aber das ist noch nicht alles, was als Verursacher kindlicher Speckkilos im Forscherfokus steht. 2012, 2014 und 2016 zeigten internationale Studien, dass kindliches Übergewicht positiv mit einer erhöhten Verabreichung von Antibiotika in den ersten beiden Lebensjahren korreliert (New York School of Medicine [5], Children's Hospital of Philadelphia [6], Universität Helsinki [7]). Eine der Kausalthesen hinter der Beobachtung lautet: Antibiotika ändern die Darmflora der Säuglinge in Richtung „mehr Dickmacher-Bakterien".

Doch nicht nur intrinsische (innere) Faktoren scheinen eine Rolle bei Speckrollen zu spielen: Anfang 2013 gab die Hochschule für Technik, Wirtschaft und Kultur in Leipzig bekannt, dass „Kinder in benachteiligten Ortsteilen doppelt so häufig übergewichtig sind wie Kinder in privilegierten Gegenden."[8] Und das unabhängig von Bildung und Einkommen, denn bei Müttern mit niedrigem sozialem Status, die in guten Gegenden leben, wurde diese Korrelation nicht beobachtet. Wilde Spekulationen über das mögliche Warum und Wieso erhitzten daraufhin die Gemüter. Vielleicht sind ja die Supermärkte schuld: Laut Aussage des Boston Children's Hospital sind Kinder, die in der Nähe von Supermärkten leben, dicker[9].

Eine weitere Möglichkeit: Die Eltern sind schuld, indem sie bereits ihren Säuglingen das „Überessen" (immer schön das Fläschchen leer trinken) anerziehen. Dies könnte amerikanischen Forschern zufolge dazu führen, dass diese Kinder kein richtiges Hunger- und Sättigungsgefühl entwickeln, daher später immer zu viel essen – und dick werden[10]. Genauso adipogen könnte das „Teller-leer-Essen"-Kommando besorgter Eltern wirken: „Dieses erzieherische Verhalten verhindert, dass Kinder auf ihr eigenes Hunger- und Sättigungsgefühl achten", erklärte 2013 Dr. Ulrich Fegeler vom Berufsverband der Kinder- und Jugendärzte. „Kinder sollten Reste ihrer Mahlzeit liegen lassen dürfen, wenn sie satt sind. Denn wenn sie zum Aufessen gezwungen werden, kann dies später das Risiko für Übergewicht erhöhen."[11] Weiter zitiert er eine Studie, dass Kinder, denen bestimmte Lebensmittel verboten werden, bereits in der Jugend zu Übergewicht tendieren. Andere intrafamiliäre Faktoren, die zu Übergewicht führen können, sind wesentlich ernsthafter zu betrachten.

MISSBRAUCH, SCHEIDUNG UND GESCHWISTER MACHEN DICK?!

Wissenschaftler der Boston University School of Medicine konnten Mitte 2012 zeigen, dass Kinder, die frühzeitig sexuelle oder physische Gewalt erleiden, ein um bis zu 30 Prozent höheres Risiko aufweisen, zu fettleibigen Erwachsenen zu werden [12]. Emotional Eating, also hunger-freies Essen aus Kummer, Frust oder Angst und die daraus resultieren-de Entwicklung von Essstörungen, könnte einer der naheliegenden Gründe sein. Dies gilt auch für die Erkenntnisse einer Studie des Nor-wegischen Instituts für Gesundheitsforschung: Unter Scheidungskindern finden sich etwa 50 Prozent mehr Übergewichtige und fast 90 Prozent mehr Fettleibige als bei Kindern verheirateter oder lediger Eltern [13]. Wie bei den Leipziger Wohnorterkenntnissen[8] hatte auch hier der Bildungs-grad der Mütter keinen Einfluss auf diese Korrelation.

Jedoch könnte sich erschwerend auswirken, wenn es Einzelkinder sind, die zu Scheidungsopfern werden: Denn die zeigen per se ein mehr als 50 Prozent höheres Risiko für Übergewicht und Fettleibigkeit als Geschwisterkinder (IDEFICS-Studie unter Leitung der Universität Bre-men) [14]. Als gesundheitliche Gegenleistung haben Einzelkinder dafür einen niedrigeren Blutdruck als ältere Geschwister (Brandeis Universi-ty, USA) [15]. Doch auch dieses Ergebnis muss in Relation zu einer ande-ren Korrelation mit Skepsis betrachtet werden, denn: „Kinder und Ju-gendliche mit erhöhtem Blutdruck erzielen bessere schulische Leistun-gen. Außerdem haben sie weniger emotionale Probleme und Verhal-tensstörungen als andere Kinder im gleichen Alter mit normalem Blutdruck. Bluthochdruck macht junge Menschen zufriedener und gelassener", konstatierten 2013 die Autoren einer Studie der Klinik für Psychosomatische Medizin und Psychotherapie der Universitätsmedizin Göttingen. Interessant: Die „zufriedeneren und gelasseneren" Bluthoch-druckkinder neigten eher zu Übergewicht [16].

(SCHLANK IM) SCHLAF, KINDLEIN, SCHLAF ...

Als „Klassiker" werden natürlich auch TV-Konsum und wenig Bewegung als Ursachen für Übergewicht diskutiert. Handy, Internet und Video-spiele hingegen machen laut einer 2011er-Studie der Michigan State University die Kinder nicht dick [17]. Überraschenderweise hat Ende 2010 eine der größten europaweiten Studien zu Übergewicht bei Kindern (die besagte IDEFICS) zu folgendem Ergebnis geführt: „Als eine der wichtigsten Erkenntnisse aus der Studie ist die enge Verbindung von Schlafdauer und Übergewicht zu nennen", erklärt IDEFICS-Leiter Prof. Dr. Wolfgang Ahrens von der Universität Bremen. „Kinder, die zu wenig schlafen, haben ein höheres Risiko für Übergewicht und Adipositas." [18] Zu diesem Ergebnis kam Mitte 2011 auch eine Langzeitstudie im international renommierten *The British Medical Journal* [19]. Außerdem erhöht das Schlafdefizit übergewichtiger Kinder auch deren Diabetesrisiko, teilten Forscher aus Chicago im Februar 2011 mit [20] – die Korrelation „Schlafmangel = mehr Diabetes" ist auch bei Erwachsenen mehrfach dokumentiert [21, 22]. Schlafmangel macht Kinder also dick und krank!? Diesem Zusammenhang sind Forscher seit Jahren auch altersunabhängig verstärkt auf der Spur – und zahlreiche Beobachtungsstudien zeigen positive Korrelationen zwischen schlechter Schlafqualität, Schlafmangel und erhöhtem Risiko für Übergewicht.

MANDELN, RAUCHEN, KAISERSCHNITT?

Einen weiteren „interessanten" Grund, der in Verbindung mit Übergewicht bei Kindern steht, lieferten Forscher der amerikanischen Saint Louis University: Nach Entfernung der Mandeln werden Kinder häufig dicker [23] (und haben im Erwachsenenalter mehr Herzinfarkte, so das Karolinska-Institut in Stockholm) [24]. Gemäß der PreVENT-Studie erhöht weiter allein das Rauchen der Eltern das Risiko für Übergewicht bei ihren Kindern um fast ein Drittel [Am Rande erwähnt: Wie auch immer der direkte, also kausale Effekt „rauchende Eltern = dicke Kinder" aussehen mag, sofern er überhaupt existiert, bekannt ist er nicht. Es handelt sich wie fast immer nur um einen statistischen Zusammenhang, der keine Aussage zu Ursache und Wirkung erlaubt] [25].

Ebenfalls fettfördernd ist die Flaschenfütterung bis zu Beginn des dritten Lebensjahres – dadurch erhöht sich das Risiko für Übergewicht um 30 Prozent, gab die Temple University in Philadelphia im Mai 2011 bekannt[26]. Zu vergleichbaren Ergebnissen kamen Mitte 2012 die Centers for Disease Control and Prevention (USA): Stillen hält schlank, Fläschchen macht dick[27]. Das sieht auch Dr. Andreas Plagemann, Professor für Geburtsmedizin an der Charité Berlin, so: „Stillen ist eine der besten Vorbeugemöglichkeiten gegen Übergewicht, denn gestillte Kinder nehmen weniger stark zu."[28] Einen pränatalen Anti-Adipositas-Tipp lieferte im Mai 2012 die Harvard Medical School in Boston: Kaiserschnittkinder haben ein doppelt so hohes Risiko für Fettleibigkeit im Vergleich zu Vaginalgeburten[29]. Dieser Zusammenhang wurde in zahlreichen Studien, auch aus Deutschland (LISAplus-Studie, 2014[30]), bestätigt, so jüngst im September 2016: Kinder, die via Kaiserschnitt das Licht der Welt erblickten, sind als Kinder und Jugendliche häufiger fettleibig[31]. Da erscheint es im wahrsten Sinne schwerwiegend, dass sich die Schnittgeburtenrate in Deutschland von 1991 bis 2010 verdoppelt hat (von 15 auf 32 Prozent) und 2014 mit noch immer fast 32 Prozent zu den höchsten Kaiserschnittraten in Europa zählt[32]! Doch das ist nicht alles, was werdende Mütter beachten sollten! Für berufstätige Frauen mit Kinderwunsch folgt daher abschließend noch ein zeitgemäßer Hinweis der American University, Cornell University und der University of Chicago aus 2011: Je früher Mütter nach der Geburt wieder arbeiten gehen, desto höher ist der BMI ihrer Kinder[33].

Wie könnte nun die Essenz der vorherigen Zeilen lauten, um Übergewicht bei Kindern zu vermeiden? **Eltern, gebt Euren Kindern ausreichend Schlaf, lasst deren Mandeln drin, verabreicht nicht so viele Antibiotika und raucht nicht. (Kinder-)liebe Mütter: Gebäret vaginal, gebt die Brust, geht nicht so früh nach der Geburt wieder arbeiten und füttert nicht so lange mit der Flasche.** Auch Scheidung und Geschwister gehören „gewichtskritisch" bewertet! Rein korrelativ-studientechnisch zumindest.

Vielleicht aber werden wir stattdessen mit einem schulischen Fisch-Förderprogramm beglückt. Warum das? „Fisch-Vielesser erkranken seltener an Depressionen", lautet das Ergebnis einer Metaanalyse aus

2016, die 26 Studien untersucht hat[34]. Und da hierzulande heutzutage (2016) Depressionen als eine der „größten Volkskrankheiten"[35] gelten und bereits 2011 jeder dritte Schüler an depressiver Verstimmung litt [36], könnte die Verknüpfung der statistischen Zusammenhänge zu einem verstärkt fischlastigen Schulessen führen – um der drohenden Volksdepression bereits im Kindesalter vorzubeugen ...

KITA UND GRUNDSCHULE ALS FETTFÖRDERER?!

Zum Abschluss dieses Kapitels folgen noch ein paar echte „Surprise-Highlights". Nun wird's spannend! Eltern aufgepasst, in wessen Obhut Ihr Eure Kinder gebt: Die University of Montreal gab Ende 2012 bekannt, dass Kinder, die eine Kindertagesstätte besuchen, doppelt so häufig übergewichtig sind wie Gleichaltrige, die ihre Zeit zu Hause verbringen[37]. Und wer danach die Grundschule besucht, für den kommt's doppelt dick: „Dickmacher Einschulung" betitelte die Johannes Gutenberg-Universität Mainz eine Pressemeldung im Juli 2012[38]. Die Wissenschaftler fanden heraus, dass „unsere Kinder kurz nach ihrer Einschulung dick werden." In den ersten drei Jahren auf der Grundschule sei „plötzlich eine deutliche Zuwachsrate an Übergewicht" zu beobachten. Die Gründe sind – wie fast immer – unbekannt. Eine mögliche Erklärung liefert Prof. Dr. Ina Bergheim von der Friedrich Schiller-Universität Jena: „Mit dem Schuleintritt verändert sich für die meisten Kinder das Lebensumfeld sehr stark. Plötzlich sitzen sie sehr lange und sie bewegen sich weniger."[39]

Doch nicht der Körper, auch der Geist könnte an der „grundschulbedingten Gewichtszunahme" beteiligt sein: „Schule macht krank?!" war die Botschaft des Kongresses für Jugendmedizin 2014. Immer mehr Kinder leiden unter Krankheiten, die durch Schulstress verursacht werden[40]. Und zu viel Stress kann sich bekanntermaßen auch negativ auf das Essverhalten auswirken – Emotional Eating lässt grüßen. Vielleicht aber sind ganz andere „exotische" Korrelationen auch kausal verdächtig, wenn sie näher erforscht würden: Ab der „dickmachenden" Einschulung gehen viele Kinder erstmals zur Zahnvorsorge, da ab dem sechsten Lebensjahr zweimal jährlich die Prophylaxe von den Krankenkassen bezahlt wird. In diesem Fall jedoch können sich Statistiker mit einem Urteil wohl weit aus dem Fenster lehnen: Außer einem zeitlichen Zusammenhang zwischen Dickwerden und Zahnprophylaxe dürfte es keine Gemeinsamkeiten geben. So sicher, wie man sich hier sein kann, so sicher überraschen die folgenden Ergebnisse der folgenden Schoko-Studien ...

JE MEHR SCHOKOLADE, DESTO DÜNNER DAS KIND ...

Isst Ihr Kind gerne viel Schokolade? Dann dürfte es gemäß Ergebnissen einer paneuropäischen Studie der Universität von Granada dünn sein. Denn die spanischen Forscher konstatieren nach Analyse des Schokokonsums von Jugendlichen aus neun europäischen Ländern: Je höher der Verzehr, desto dünner die Teenager[41]. Die Gruppe der Kids, die mit durchschnittlich etwa einer halben Tafel am Tag die meiste Schokolade aßen, hatten einen niedrigeren Fettanteil am Körpergewicht und einen schlankeren Bauch als die Teenies mit dem geringsten Schokoverzehr. Auch die Berücksichtigung des Zusammenhangs von Gesamtkalorienaufnahme und Sport änderte nichts an der Aussage. Am Rande erwähnt: Gleiches, also „je mehr Schokolade, desto dünner", wurde bereits von der University of California auch für Erwachsene beobachtet[42].

Ende 2016 folgte die Bestätigung obiger „Schokorelation" in Form einer Großanalyse von 19 Studien, wieder einmal veröffentlicht in *The American Journal of Clinical Nutrition*[43]: Die Wahrscheinlichkeit für Übergewicht und Fettleibigkeit war bei Kindern und Jugendlichen mit dem höchsten Konsum von Süßigkeiten und Schokolade um 18 Prozent niedriger als bei den „Normalnaschern" (Referenzgruppe). Die von ihren eigenen Ergebnissen überraschten Autoren empfehlen: „Maßnahmen gegen Fettleibigkeit sollten andere Ernährungselemente fokussieren als Süßigkeiten."

„NAHRUNGSMEDIZIN" SCHOKOLADE?

Nur der Vollständigkeit halber – falls auch Sie gerne (ihrem Kind die) Schokolade (weg-)essen – nachfolgend ein paar Ergebnisse, die Sie interessieren könnten: Aktuelle Studien zeigten erneut positive Zusammenhänge zwischen Schokoladenkonsum und zahlreichen Gesundheitsparametern. So ergab eine Untersuchung die „inverse Korrelation" von Schokoladenverzehr und Diabetes Typ-2: Teilnehmer, die nie oder kaum Schokolade aßen, hatten ein fast doppelt so hohes Risiko, im Fünf-Jahres-Beobachtungszeitraum an Diabetes zu erkranken, wie Probanden, die öfter als einmal pro Woche Schokolade aßen [44]. Die gleiche Studiengruppe zeigte mit steigendem Schokoladenverzehr auch verbesserte Hirnleistungen, die mittels zahlreicher neuropsychologischer Tests gemessen wurden [45]. Des Weiteren könnte wöchentlicher Schokoladenverzehr einen positiven Einfluss auf die Elastizität der Blutgefäße ausüben [46]. Diese neuen Beobachtungen reihen sich damit nahtlos in die Kette bisheriger Schoko-Studien ein, in denen Schokoliebhaber durchweg bessere Gesundheitsparameter aufwiesen – demzufolge muss also niemand Angst vor dem Schoko-Weihnachtsmann, -Osterhasen oder sonstigen Schokoladen haben.

Bereits erschienene aktuelle Publikationen aus 2016 konnten zeigen, dass Schokoladenkonsum mit einem niedrigen Risiko sowohl für Herz-Durchblutungsstörungen und Herzinfarkt [47] als auch für geistigen Abbau verbunden ist [48]. Des Weiteren ergab eine Studie in *The British Journal of Nutrition*, dass der tägliche Konsum von Schokolade in Zusammenhang mit einer verminderten Wahrscheinlichkeit für Insulin-Resistenz steht [49], einem Indikator von Prä-Diabetes und wichtigen Risikofaktor des metabolischen Syndroms.

Ist Schokolade nun ein „ungesunder Dickmacher" oder eine „gesunde Nahrungsmedizin"? Auch alle oben genannten aktuellen Studien bestätigen das ökotrophologische Universalcredo: Nichts Genaues weiß man nicht ...

FAZIT

Die vorliegenden Studien zeigen fast schon „konspirative Korrelationen", die in positivem Zusammenhang mit kindlichem und
jugendlichem Übergewicht stehen! Daran sieht man, dass Ernährungswissenschaften nicht nur im Erwachsenenbereich dem
Lesen einer Glaskugel gleichen, die statistischen Zusammenhänge in Kinderstudien sind noch verrückter und in puncto „Plausi-
bilitätsthesengenerierung" ein Eldorado für Freigeister. Ergo:
Betrachten Sie den Subbereich der „juvenilen Ökotrophologie"
mit Humor, denn dann hat dieser amüsante Forschungszweig
wenigstens einen echten Nutzen für Ihr Leben – er bringt Sie
zum Lachen und das ist ja bekanntlich gesund [leider ohne
Quellenangabe, muss ohne Studie geglaubt werden]!

Noch Lust auf ein mundgerechtes Kapitelabschluss-Häppchen? Dann
legen wir noch fix einen Zahn zu, denn: Entgegen aller Unkenrufe zum
steigenden Verzehr des „bösen Kariesmachers Zucker" werden auch die
Zähne der deutschen Kinder gemäß Fünfter Deutscher Mundgesundheitsstudie (DMS V) aus 2016 immer gesünder. Acht von zehn zwölf-
jährigen Kindern (81 Prozent) sind heute kariesfrei. Die Zahl der karies-
freien Gebisse hat sich damit seit 1997 verdoppelt. Darüber hinaus
haben deutsche Kinder die wenigsten kariösen Zähne weltweit – im
dentalen Fachjargon wird das als „Karieserfahrung" bezeichnet und mit
dem DMFT-Wert beschrieben. DMFT steht für die konkrete Anzahl an
Decayed (zerstörten) **M**issing (fehlenden) **F**illed (gefüllten) **T**eeth (Zähnen).
Und Deutschland steht mit einem DMFT-Wert von 0,5 bei den Zwölf-
jährigen an der Weltspitze, oder anders: Hierzulande haben die lieben
Kleinen mit gerade mal einem halben kaputten Zahn die weltbesten

Beißerchen. Ergo ist das Anti-Zucker-Argument „macht die Zähne kaputt" für'n hohlen Zahn – denn wesentlich wichtiger ist die Zahnhygiene, und da sieht es obigen Daten zufolge supersauber aus [50].

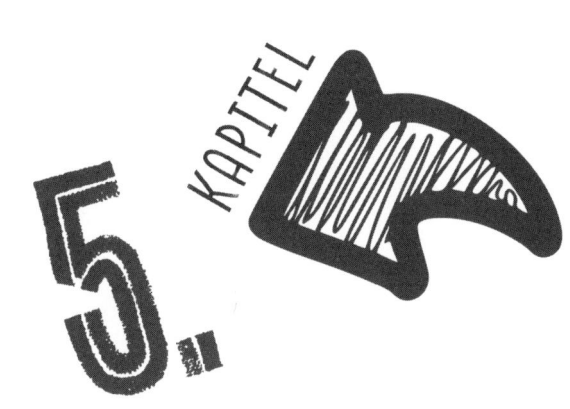

5. KAPITEL

Falsche Versprechungen
und echte Essstörungen

Sie wissen inzwischen, dass das Gros unseres Nachwuchses keine schwer wiegenden Problem(zon)e(n) mit sich herumschleppt, denn hier sehen wir seit 2008 die Normalverteilung. Entsprechend der bereits erwähnten Kindergesundheitsstudie KiGGS sind **drei Viertel der Kinder normalgewichtig und nur sechs bis sieben Prozent stark übergewichtig** [1], gemäß **Bremer IDEFICS-Studie gar nur vier Prozent** [2]. Und Sie wissen inzwischen auch: In allen deutschen Bildungsschichten leben mehr untergewichtige (circa 10 Prozent) als fettleibige Kids (zwischen drei und acht Prozent) [2].

Paradoxerweise propagieren Politik und Medien gerne und oft die „Generation der dicken Kinder". Das führt dazu, dass wir auf den Straßen auch gerne und oft viele von ihnen sehen, obwohl es gar nicht so viele gibt. Unsere Aufmerksamkeit wird durch die mediale Omnipräsenz fetter Jungen und Mädchen immer wieder gezielt darauf gelenkt. So etwas nennt man „selektive Wahrnehmung". Das kennen Sie sicher, beispielsweise von Autos: Nachdem man das erste Mal in einen Fiat Punto einsteigt und ihn fährt, ihn also selektiv und bewusst erlebt, sieht man anschließend auf den Straßen jede Menge Puntos, die man vorher nicht wahrgenommen hat (und denkt dann gerne mal: Wo kommen die denn auf einmal alle her?). Hinzu kommt eine weitere, sehr menschliche Eigenart: Extreme Formen erzeugen eine höhere Neugier, bewusst hinzuschauen. So scheinen zwei oder drei sehr füllige Kinder, die wir täglich sehen, die Berichterstattung zu den „dicken Kindern" zu bestätigen.

KIND, ISS WAS ... DIR SCHMECKT!

Aber bitte überlegen Sie mal: Wie viele normalgewichtige und dünne Kids sehen Sie im selben Zeitraum? Sicher weitaus mehr. Jedoch registriert Ihr Hirn die vielen normalen Kinder nicht in dem Maße wie ein dickes Kind. Statt die Konzentration auf die wenigen, stark übergewichtigen Kids zu lenken und mit falschen Versprechen zu gesunder Ernährung und Kinderdiäten zu malträtieren, sollten Politiker & Co. ihre Aufmerksamkeit besser dem anderen Extrem widmen: **Laut RKI Robert Koch-Institut zeigen bereits mehr als 30 Prozent der 15-jährigen Mädchen Symptome einer Essstörung.** Auch in Wien wie überhaupt in gesamt Österreich liegt die „feminine Gefährdetenquote" bei etwa 30 Prozent[3,4], für Jungen bei der Hälfte[4]. Auch der aid-Infodienst bezieht dazu klar Stellung: „Ein gestörtes Essverhalten mit ständigen Sorgen um Figur und Gewicht, regelmäßigen Diäten oder selbst herbeigeführtem Erbrechen ist für ein Drittel aller jugendlichen Mädchen Alltag. Aber auch Jungen sind zunehmend mit ihrem Körper unzufrieden, wenngleich sie nicht nur schlank, sondern auch muskulös sein wollen. Essstörungen beginnen früh, sind schwerwiegende Erkrankungen und zudem schwer therapierbar."[5]

Immer früher beschließen immer mehr normalgewichtige und sogar untergewichtige junge Mädchen, sich diätisch zu verhalten. Da lässt die Warnung von Prof. Dr. Michael Huss, Direktor der Klinik und Poliklinik für Kinder- und Jugendpsychiatrie und -psychotherapie an der Universitätsmedizin Mainz, aufhorchen: „Der Übergang von einer Diät zu einer ernsthaften Essstörung ist oft fließend."[6] Dass für Kinder und Jugendliche Diäten daher tabu sein sollten, erklärte auch Reinhard Mann von der BZgA für gesundheitliche Aufklärung anlässlich des Internationalen Anti-Diät-Tags am 6. Mai 2011 – denn Abspeckkuren steigerten das Risiko von Essstörungen[7]. „Am Anfang einer Essstörung steht meist eine Diät", weiß auch Andrea Reitz vom Frankfurter Zentrum für Ess-Störungen[8]. Die steigenden Zahlen Magersüchtiger sind damit wohl ein alarmierendes Ergebnis dieser „lifestyligen Diätenwahn-Selbstkontrolle", basierend auf massiv verstandesgesteuertem Essen. Doch Essstörungen sind kein Lifestyle, sondern lebensbedrohliche Erkrankungen mit Suchtcharakter. Magersucht ist die psychische Erkrankung mit der höchsten Sterblichkeit nicht nur in jungen Jahren, sie hat die höchste Sterblichkeitsrate aller psychischen Erkrankungen – nach 13 bis 15 Jahren etwa 15 Prozent[9]. (Zum Vergleich: Bei Brustkrebs sind nach zehn Jahren etwa 17 Prozent verstorben[10]). Doch die ausgehungerten Patientinnen werden in Deutschland oft nicht ausreichend versorgt. Schwierigkeiten machen vor allem Kürzungen aus Kostengründen, resümierten Experten Anfang 2009 auf einer Fachtagung der staatlichen Initiative „Leben hat Gewicht"[11].

Ein zur selben Zeit vom Baden-Württembergischen Sozial- und Kultusministerium in Zusammenarbeit mit einer Krankenkasse gestartetes Pilotprojekt namens „Bauchgefühl", das mittlerweile auch in anderen Bundesländern etabliert wurde, machte es sich zur Aufgabe, Schüler aufzuklären: Das Ziel dieser Initiative ist, Essstörungen und dem Schlankheitswahn bei Jugendlichen vorzubeugen. Denn wie bereits Arbeits- und Sozialministerin Dr. Monika Stolz, die Schirmherrin des Präventions-Pilotprojekts, darlegte: „Essstörungen zählen zu den häufigsten chronischen Krankheiten bei Kindern und Jugendlichen." Das hat auch die Kassenärztliche Bundesvereinigung (KBV) erkannt und mahnte daher „fehlende Versorgungsstrukturen" für essgestörte Kinder an – denn für die wenigen Therapieplätze bestanden bereits 2011 lange Wartezeiten[12]. Dem entspricht auch die Erfahrung von Andrea Reitz: „Es gibt immer noch zu wenig Beratungsstellen."[8] Die gesellschaftliche Relevanz dieses Themas ist auch der BZgA bekannt, die eine Jugendbroschüre „Die heimliche Sucht: Essstörungen" herausgab. Und seit Mitte 2011 ergänzt auch eine Website das staatliche Hilfsangebot unter www.bzga-essstoerungen.de. Ein naheliegender Grund für die Zunahme des gestörten Essverhaltens ist die hohe und wachsende Zahl von Jungen und Mädchen, die zwar normalgewichtig sind, sich aber für zu dick halten – dieses falsche Körperbild kann zu Essstörungen führen. Die KiGGS-Studie

stellt fest: „Die subjektive Einschätzung der Jugendlichen, ‚viel zu dick'
zu sein, beeinträchtigt die Lebensqualität mehr als eine tatsächlich über
den BMI festgestellte Fettleibigkeit." [13] **Die verminderte Lebensqualität
wird also mehr durch das „gefühlte" Übergewicht hervorgerufen als
durch die tatsächlich vorhandenen Kilos.** Die Warnung der KiGGS-Au-
toren lautet konsequenterweise: „Zudem ist sorgsam zu überlegen, inwieweit die derzeit allgegenwärtigen Kampagnen gegen das Übergewicht
den Anteil der Jugendlichen erhöhen, die sich ohne Grund als zu dick
erachten. Dabei geht es um einen sehr großen Anteil normalgewichtiger
Jungen und Mädchen, die sich für ‚zu dick' oder ‚viel zu dick' halten."

Schätzungen des BZgA zufolge fühlt sich die Hälfte aller Mädchen
zwischen 14 und 17 Jahren „zu dick" [14], und WHO-Daten der Universität Bielefeld zeigen ein „gefühltes Übergewicht" generell bei jedem
zweiten Mädchen und jedem dritten Jungen – das sind die höchsten
Zahlen im internationalen Vergleich [15]. Der deutsche Nachwuchs leidet
demnach unter einer gravierenden Fehlwahrnehmung seiner selbst,
und dieses negative Körperbild kann zu psychischen Problemen sowie
Essstörungen führen. Auch in Österreich ist laut WHO-Studie aus 2015
etwa die Hälfte aller Schüler mit ihrem Gewicht unzufrieden, obwohl
nur zehn Prozent rein statistisch übergewichtig sind [16]. Ein Jahr später,
2016, bekräftigte die WHO diesen besorgniserregenden Trend auf Basis
einer Befragung von 220.000 Jugendlichen in 42 Ländern: Fast die
Hälfte aller 15-jährigen Mädchen fühlt sich zu dick. „Mädchen tendieren
dazu zu glauben, sie seien zu dick", so das Fazit der WHO [17]. Die Deutsche Gesellschaft für Kinder- und Jugendpsychiatrie, Psychosomatik
und Psychotherapie warnt: **Das Gefühl, auch bei normalem oder gerin-
gem Körpergewicht zu dick zu sein, kann bei Jugendlichen einen Teufelskreis des Gewichtsverlustes auslösen, der schon nach kurzer Zeit aus
eigener Kraft nicht mehr aufzuhalten ist.** [18]

„Wenn Mädchen sich trotz normalen Gewichts als zu dick empfinden,
sind sie anfälliger für Essstörungen", betonte Prof. Dr. Stephan Herpertz
von der Deutschen Gesellschaft für Psychosomatische Medizin und

Ärztliche Psychotherapie im Februar 2012 [19]. „Was ich beobachte, ist, dass es schon im frühen Schulalter losgeht", erklärt der Kinder- und Jugendpsychiater Prof. Dr. Stefan Ehrlich, Leitender Oberarzt im Zentrum für Essstörungen an der TU Dresden im Gespräch mit der ZEIT im Januar 2016. Bereits Grundschüler würden sich fragen, ob sie zu dick seien. „Wir therapieren Achtjährige mit Anorexie [Magersucht]." [20] Das Durchschnittsalter „unserer Patientinnen hat sich nach vorne verschoben. Jetzt liegt es bei 14 Jahren." [10] Genau diese Entwicklung bestätigt Prof. Dr. Beate Herpertz-Dahlmann, Direktorin der Klinik für Psychiatrie, Psychosomatik und Psychotherapie des Kindes- und Jugendalters der Universität Aachen: „Vor allem kommen immer mehr jüngere [Magersucht-]Patientinnen im Alter von zehn bis zwölf Jahren auf die Kinderstation. Das macht uns Sorgen." [10.1] Diesen „besorgniserregenden Trend" sieht auch Oberarzt Lorenz Hilwerling, Klinik für Kinder- und Jugendpsychiatrie, -psychosomatik und -psychotherapie, Universitätsklinikum Münster: In seiner Spezialsprechstunde für Essstörungen sind 13- bis 15-jährige Mädchen die größte Patientengruppe [10.2]. Auch zu Andrea Reitz ins Frankfurter Zentrum für Essstörungen kommen Mädchen im Grundschulalter, die bereits Diäterfahrungen hinter sich haben (häufig auf Initiative der Mütter) [8].

Vor diesem Hintergrund könnte der folgende Aktionismus so mancher staatlicher Erziehungs- und Ausbildungsstätten fast als „jugendgefährdende Geldverschwendung" eingestuft werden: Grundschüler machen „Ernährungsführerscheine" mit schriftlicher und mündlicher Prüfung, um zu lernen, wie sie sich gesund ernähren sollen. Oder die Kinder singen in „Frühförderprojekten zu gesunder Ernährung" lustige Lieder, bei denen sie jedes Mal vom Stuhl aufspringen und „Fünf am Tag!" schreien, wenn die Zahl Fünf vorkommt. Leicht übergewichtige Erst- bis Viertklässler werden in Kurse namens „Happy Food" gesteckt, damit sie die paar Kilos mehr abspecken, die sie von den Dünnen unterscheiden: „Ich überlege jetzt immer zuerst, wie viel Fett und Zucker im Essen ist", so eine stolze, neunjährige Teilnehmerin, nachdem sie drei Kilos verloren hat. Andere Kinderprogramme zur Ernährungsschulung verfolgen vergleichbare Ziele. Doch was bedeutet das? Die Entkopplung des Essens von der Kulinarischen Körperintelligenz, vom intuitiv gesunden Essverhalten der Kinder, droht früh im Kindesalter gefördert zu werden. So „lernt" unser Nachwuchs bereits in Gemeinschaftsprojekten zahlreicher Kindergärten, „wie wichtig gesunde Ernährung ist" – weit bevor die Kleinsten lesen und schreiben können. „Ernährung ist das neue Megathema im Kindergarten", resümierte bereits im November 2008 die *Süddeutsche Zeitung*.

Wie bewerten Sie nach bisheriger Lektüre dieses Buches derartige Erziehungsmaßnahmen? Insbesondere vor dem Hintergrund, dass niemand weiß, welche Auswirkungen solche Aktionen haben. Denn bislang spielt die Dokumentation von Erfolg und Misserfolg keine Rolle bei der Vergabe staatlicher Gelder zur Förderung infantiler Ernährungskurse. Stattdessen lautet das scheinbare Motto der Politik: Hauptsache, es passiert etwas mit den Millionen. „Zahlreiche Programme sollen Kinder und Jugendliche beim Abspecken unterstützen. Ob sie wirken, weiß niemand", offenbarte die FAZ bereits 2009 [21]. So wird von teilnehmenden Ärzten hinter vorgehaltener Hand kritisiert: „Wer von den Anbietern dieser Programme Geld erhält und wer nicht, ist einzig und allein auf Lobbyarbeit zurückzuführen – und nicht auf die nachweisbaren Ergebnisse." [21] Es geht eben um die Verteilung von viel Geld, bei der zahlreiche „Experten" mitverdienen möchten.

PRÄVENTIONSPROGRAMME FÜR KINDER – WER WILL, WER WILL, WER HAT NOCH NICHT ...

Dieser „geldgierige Kinderkampagnen-Wildwuchs" hat inzwischen derart unüberschaubare Ausmaße angenommen, dass sich die mahnenden Gegenstimmen mehren und öffentlich Kritik laut wird. „Es gibt tausend Programme, bei denen einige auch gut verdienen, aber es gibt keine Systematik", so Dr. Josef Geisz, Vorsitzender des Berufsverbands der hessischen Kinder- und Jugendärzte im August 2010 [22]. Und im Februar 2011 erklärte Professorin Elisabeth Pott, Ex-Direktorin der Bundeszentrale für gesundheitliche Aufklärung (BZgA): „Zahlreiche Institutionen und Berufsgruppen bieten in Deutschland Präventionsmaßnahmen an, um Übergewicht bei Kindern und Jugendlichen vorzubeugen. **Einheitliche Standards hierfür fehlten jedoch bislang.**" [23] Das liegt laut BZgA auch daran, dass **keine** langfristigen Konzepte zur Vermeidung von Übergewicht bekannt sind.

Um diese Lücke von Standards und Konzepten zu schließen, hat die BZgA als „ersten Schritt" Anfang 2011 eine Broschüre veröffentlicht: „Qualitätskriterien für Maßnahmen der Gesundheitsförderung und Primärprävention von Übergewicht bei Kindern und Jugendlichen." Bitte lassen Sie sich das auf der Zunge zergehen: Der „erste Schritt" zur qualitativen Standardisierung dieser Kinderprogramme erfolgte erst im Februar 2011. Bis dahin herrschte also ein „Kampagnen-Eldorado" ohne jeglichen Qualitätsstandard – getreu dem Motto: Gemacht wird, was am meisten Fördergelder absahnt. Ob die diversen Anbieter weiter nach Schema F(ördergelder) verfahren oder sich künftig an der BZgA-Broschüre orientieren, das bleibt offen, denn verpflichtend ist dieses Heft nicht. Aus der Forschungsliteratur geht zumindest hervor, dass die Übergewichts-Präventionsmaßnahmen bei Kindern bislang „trotz der hohen Kosten nicht zum gewünschten Erfolg geführt haben", erklärte Gesundheitsökonom Dr. Alexander Konnopka vom UKE Hamburg Ende 2011 in einem FAZ-Interview.

Alle bisherigen Kampagnen zur „gesunden Ernährung" oder zur „Prävention von Übergewicht" haben eines gemeinsam: Sie bringen nichts, kosten aber viel. Es gibt bislang keine Nutzennachweise, dass öffentliche Kampagnen das Essverhalten geändert oder die Kinder und Jugendlichen dünner gemacht hätten. Dies hat 2012 auch eine „kleine Anfrage" von Bündnis90/Die Grünen an die damalige Bundesregierung offenbart, in der die Wirksamkeit des nationalen Aktionsplans „IN FORM" zur Reduktion von Übergewicht bei Kindern in Frage gestellt wurde. Die Antwort des Ex-Staatssekretärs im Bundesministerium für Ernährung und Landwirtschaft, Gerd Müller (CSU), las sich erwartungsgemäß wie ein politisches Phrasendreschling auf Höchstniveau, um vollumfängliche Ratlosigkeit zu kaschieren: „Wir sorgen für Transparenz und Information; wir schaffen Strukturen zur Förderung eines gesunden Lebensstils; hier wird gesundes Genießen leicht gemacht; es ist uns gelungen, einheitliche Botschaften zu formulieren." Das sagt zwar de facto nichts aus – aber was sollte Müller auch sagen, wenn er allem Anschein nach mit leeren Händen dastand.

Das gleiche Dilemma gilt übrigens auch für die Bemühungen, Kinder vor Alkoholmissbrauch zu schützen: „Die Wirksamkeit der massenmedialen Kampagnen ist nicht belegt", gab das Deutsche Institut für medizinische Dokumentation und Information bereits Mitte 2011 bekannt – und zog folgendes Fazit: „Gegenwärtig sind die Präventionsmaßnahmen zur Reduktion oder Minderung von riskantem Alkoholkonsum in Deutschland nicht ausreichend auf ihre nachhaltige Wirksamkeit hin evaluiert." [24]

Das generelle Dilemma der „Kampagnenlandschaft Deutschland" macht auch folgendes Engagement von Professorin Pott deutlich: Bereits im Sommer 2010 hatte die Ex-BZgA-Direktorin gefordert, dass Programme zur Prävention und Gesundheitsförderung stärker auf ihre Wirksamkeit hin überprüft werden müssten – denn bis dato würden über 95 Prozent dieser Programme keinen Nutzennachweis liefern. Dieser Nutzen wird von der Kinderkommission des Deutschen Bundestags auch für die zahlreichen Kinderprogramme in Frage gestellt: **Präventionsprogramme für Kinder seien oft ineffektiv und erreichten die Zielgruppen nicht,** da sie fast ausschließlich mittelstandsorientiert seien [25]. Doch wer ist eigentlich die Zielgruppe? Grundsätzlich sind es die übergewichtigen Kinder mit Fokus auf die kleine Kernzielgruppe der schätzungsweise vier bis sechs Prozent adipöser Kinder. Nur ist diese Zielgruppe nicht gleichmäßig in deutschen Haushalten verteilt, sondern die „dicken Kinder" kommen KiGGS-Daten zufolge [1] vorwiegend aus sozial schwachen Schichten und Familien mit Migrationshintergrund, also Einwandererfamilien – aber nicht aus der klassischen Mittelschicht. „Kinder aus Ausländerfamilien und sozial schwachen Elternhäusern sind auch bei der Gesundheit im Nachteil: Überdurchschnittlich viele von ihnen sind zu dick", so das FAZ-Fazit bei der Vorstellung der KiG-GS-Studie 2007[26]. Auch die aktuellste aller Kinderstudien – die Acht-EU-Länder-Studie I.Family, vorgestellt im Februar 2017 – ergab diese deutliche, **inverse** Korrelation „je **niedriger** der sozioökonomische Status desto **höher** der BMI"[26.1]. Das scheint die Kinderkampagneros trotz politischer Mahnungen bislang jedoch nicht sonderlich zu interessieren: Die hohe Zahl an Präventionsprogrammen in Deutschland sei ineffizient und ermüde ihre Zielgruppen. „Es gibt zu viel Konkurrenz und Wettbewerb. Problematisch ist auch, dass diese Programme häufig inhaltlich gleich formuliert und fast ausschließlich mittelschichtsorientiert sind. Problemgruppen, die diese Angebote vorrangig ansprechen sollten, werden kaum erreicht", mahnte Thomas Altgeld von der Landesvereinigung für Gesundheit und Akademie für Sozialmedizin Niedersachsen e.V. auf einer öffentlichen Anhörung der Kinderkommission (Kiko) des Deutschen Bundestages zum Thema „Prävention, Ernährung, Palliativmedizin und Hospize" im März 2011. „Durch die bisher praktizierten Maßnahmen erreichen wir zu wenig sozial Schwache", bestätigte Dr. Andrea Lambeck von der „Plattform Ernährung und Bewegung e.V. (peb)" ihren Vorredner[27]. Der gleichen Meinung ist auch Prof. Dr. Christoph Klotter von der Hochschule Fulda. In der Apotheken-Umschau erklärte der Ernährungspsychologe 2011: Abnehmprogramme „sprechen einfach nicht die Sprache der unteren Schichten und erreichen sie daher nicht."

Präventionskampagnen für „arme, dicke Ausländerkinder" wären sicher auch ethisch-moralisch seitens der Anbieter und Politiker schwer in der Öffentlichkeit vermittelbar (ein Aufschrei der „political correctness"!) und würden sicher nicht genug positive Publicity und damit wenig Fördergelder bringen – sodass stattdessen die gut situierten Mittelstandskinder öffentlichkeitswirksam mit Maßnahmen zwangserzogen werden, die sie nicht benötigen und deren langfristige Auswirkungen auf die kindliche Psyche und den heranwachsenden Körper niemand kennt; Zumindest die Deutsche Adipositas Gesellschaft warnte im September 2011 öffentlich: „Gutgemeinte Präventions- und Behandlungsprogramme der Adipositas bergen jedoch auch die Gefahr von gestörtem Essverhalten bis hin zu einer Essstörung wie der Bulimia nervosa, die insbesondere bei jungen Frauen nicht selten ist."[28]

JUVENILE ABSPECKPROGRAMME – SCHEITERN AUF GANZER LINIE

Wenn aus „gut gemeinter Prävention" die real gelebte Behandlung fettleibiger Kinder und Jugendlicher wird, dann sehen die Erfolgsquoten sehr düster aus: Lediglich bei drei Prozent aller Kinder sind die Maßnahmen nachhaltig erfolgreich – das ergab die Auswertung diverser Adipositasprogramme, die Ende 2011 auf dem Kongress des Berufsverbands der Kinder- und Jugendärzte vorgestellt wurde. Viel besser sahen die „Erfolgsquoten" auch fünf Jahre später, nämlich 2016 nicht aus: Laut Professor Martin Wabitsch von der Adipositasambulanz der Uniklinik Ulm führen nur zehn Prozent der ambulanten Therapien und vier Prozent der stationären Reha-Behandlungen bei Kindern mit Adipositas nachhaltig zum Erfolg. Oder vice versa formuliert: **90 bzw. 96 Prozent der Abspeckprogramme scheitern!** „Bei den meisten Patienten sind Leitlinien gar nicht anwendbar, weil sie grundsätzlich therapieresistent sind."[29] Passend dazu titelte die *ÄrzteZeitung* im September 2016 anlässlich der 111. Jahrestagung der Deutschen Gesellschaft für Kinder- und Jugendmedizin (DGKJ) in München: „Fettleibige Kinder – Es fehlen langfristige Therapien."[30] Ein konkretes Beispiel ist die „Kiel Obesity Prevention Study" unter Leitung von Ernährungsmediziner Professor Manfred James Müller – sein Fazit im *Stern* lautet nach 15 Jahren und 18.000 Studienteilnehmern: **„Diese Art der Prävention bringt es nicht."**

Dieses vernichtende Fazit offenbarte auch die erste Langzeitstudie der Bundeszentrale für gesundheitliche Aufklärung (BZgA) Anfang

Oktober 2012: Die zahlreichen Maßnahmen zur Gewichtsreduktion bei Kindern und Jugendlichen versagen auf kompletter Linie. So konnte bei knapp der Hälfte der etwa 2.000 Kinder und Jugendlichen überhaupt kein Gewichtsverlust erzielt werden. Und ein bis zwei Jahre nach Abschluss der Programme sah die Quote noch schlechter aus: **86 Prozent der jungen Teilnehmer waren entweder genauso schwer oder schwerer als vor Beginn der Gewichtsreduktionsmaßnahmen**[31]. „Die Defizite in der Versorgung übergewichtiger Kinder und Jugendlicher in Deutschland zeigen, dass es bislang nicht gelungen ist, für diese jungen Patienten effektive und konstante Programme und Beratungsangebote zu schaffen", resümierte Professorin Elisabeth Pott. Und genauso sieht es auch Mitte 2016 noch immer aus: „Etwas Neues gibt es dazu nicht wirklich. Es gilt nach wie vor, dass eine Gewichtsreduktion übergewichtiger Kinder mittels konservativer Behandlung nur begrenzt wirksam ist", erklärt Claudia Thienel, BZgA-Expertin für medizinische Grundsatzfragen, via E-Mail auf Nachfrage des Autors dieses Buchs, „als Quelle dazu kann ich Ihnen folgende Studie aus 2014 nennen."[32]

Einer der Autoren dieser Studie ist der Ulmer Kinder- und Jugendarzt und Adipositasexperte Professor Martin Wabitsch, dessen Aussage von Seite 79 man sich hier nochmals ins Gedächtnis rufen sollte[33]. Prof. Dr. David Cummings von der University of Washington erläuterte auf einem Ärzte-Symposium in Norderstedt Anfang 2016 das bislang noch immer ungelöste Kernproblem: „Adipositas ist eine komplexe Krankheit mit vielen unterschiedlichen Ursachen und Ausprägungen. Diese Komplexität ist einer der Gründe dafür, dass bisher weder in den USA noch in den europäischen Ländern eine übergreifende, umfassende Strategie zur Bekämpfung von Adipositas implementiert wurde."[34] Dementsprechend klar und ernüchternd ist das Fazit des „Weißbuch Adipositas 2016" zur Versorgungssituation in Deutschland, publiziert vom Berliner IGES-Institut: „Aufgrund mangelnder Evidenz können bezüglich der Wirksamkeit und Eignung spezifischer Präventionsmaßnahmen keine bestimmten Leitlinien-Empfehlungen abgeleitet werden."[35]

Prävention, gutes Stichwort: Vor der Bekämpfung folgt naturgemäß die **Vorbeugung** kindlichen Übergewichts. Doch auch hier sieht es sehr sehr düster aus. Evidenzbasierte, gesicherte Maßnahmen zur Adipositas-Prophylaxe findet man keine, dito kaum Studien dazu. Eine der ganz wenigen ist die – Ihnen bereits bekannte, da mehrfach zitierte – europäische IDEFICS-Studie, die das Leibniz-Institut für Präventionsforschung und Epidemiologie (BIPS) sowie die Universität Bremen koordinieren. Nun lesen Sie das wesentliche Ergebnis aus dem Präventionsprogramm dieser Studie gegen kindliches Übergewicht. Doch zuerst folgt ein detaillierter Einblick in den Aufbau und die Durchführung des Programms: Dieses wurde über einen Zeitraum von zwei Jahren in acht europäischen Ländern durchgeführt.

„Das Präventionsprogramm der IDEFICS-Studie fand in Belgien, Deutschland, Estland, Italien, Schweden, Spanien, Ungarn und Zypern von 2008 bis 2010 statt. In jedem Land waren zwei Regionen beteiligt: In einer wurden die vorbeugenden Maßnahmen durchgeführt, in der anderen – der Kontrollregion – wurden die Kinder zunächst nur beobachtet. Über 16.000 Kinder zwischen zwei und zehn Jahren waren beteiligt – damit zählt die IDEFICS-Studie auf diesem Gebiet zu einer der größten in Europa. Die vorbeugenden Maßnahmen gegen Übergewicht konzentrierten sich auf die Bereiche Ernährung, körperliche Aktivität und Stress. So ging es bei der Ernährung um einen höheren täglichen Wasser- sowie Obst- und Gemüsekonsum, bei der körperlichen Aktivität um mehr tägliche Bewegungs- und weniger Fernsehzeit sowie beim Stress um mehr Familienzeit und ausreichend Schlaf. Das Präventionsprogramm wurde in gemeinschaftlich geführten Einrichtungen wie Kindergärten und Schulen durchgeführt. Familien erhielten hierzu Infomaterial und wurden motiviert, vorbeugende Maßnahmen zu Hause mit den Kindern umzusetzen. Auch kommunale Akteurinnen und Akteure aus der Politik, der Kindermedizin und aus Sporteinrichtungen waren aktiv beteiligt. Eine der wesentlichen Fragen war hierbei, wie das räumliche Umfeld gestaltet sein muss, damit Kinder sich gerne und viel bewegen. Die Präventionsmaßnahmen fanden auf mehreren Ebenen statt – Individuum, Familie, Kindergarten und Schule sowie Kommune. Hierdurch erreichte die IDEFICS-Studie nicht nur eine gute Akzeptanz bei Kindern und Eltern, sondern es bildeten sich auch neue kommunale Netzwerke, die bis heute andauern." So weit, so gut. **Doch leider „konnte das ehrgeizige Ziel, den Anteil der übergewichtigen Kinder in den beteiligten Regionen deutlich zu verringern, nicht erreicht werden."** Ganz im Gegenteil: Bei den Kindern im Prophylaxeprogramm stieg der Anteil Übergewichtiger sogar von 19 auf fast 24 Prozent an. Im Klartext: Die Studie war ein fetter Flopp.

Professorin Dr. Iris Pigeot, Direktorin des BIPS, erklärt: „Wir müssen verstehen, wie vorbeugende Maßnahmen gegen Übergewicht gestaltet sein müssen, damit sie erfolgreich sind und den Kindern helfen." Natürlich endet auch diese Studie mit dem Lieblingsende aller Ernährungsstudien: „Weitere Forschung ist nötig, um die Zusammenhänge zwischen verschiedenen Verhaltensweisen und Übergewicht sowie der Wirkungsweise relevanter vorbeugender Maßnahmen noch besser zu verstehen." [36] Die Reduktion von Zucker, Snacks und Fast Food wird gemäß einer Studie aus Februar 2016 wohl nicht dazu gehören, denn die Autoren resümieren: Der Konsum zuckergesüßter Getränke, Süßigkeiten, Snacks und Fast Food hatte keinen Einfluss auf die Gewichtsreduktion fettleibiger Kinder, die im Rahmen von Behandlungsprogrammen abspecken sollten [37].

KINDGERECHT ODER ÖFFENTLICHKEITSWIRKSAM?

Könnte es sein, dass Sie sich nun die folgende, mehr als berechtigte Frage stellen: Warum verlagert sich die staatlich geförderte Ernährungserziehung schleichend, aber öffentlichkeitswirksam aus der Küche in den Kindergarten? Und das, obwohl es doch nur – je nach Studie – vier bis sieben Prozent adipöse Kinder gibt, die es aufgrund der natürlichen Variationsbreite menschlicher Spezies sicher immer geben wird? Und warum richten sich die meisten Kinderprogramme – allesamt ohne gemeinsame Qualitätsstandards und erfolglos – an den gesünderen Nachwuchs des Mittelstands, obwohl übergewichtige und adipöse Kinder vorwiegend in sozial schwachen Schichten und Familien mit Migrationshintergrund leben? Die Antwort derjenigen, die diese Lernmaßnahmen erstellen, mit Geldern fördern und öffentlich propagieren, ignoriert die oben aufgeführten Tatsachen und lautet lapidar: Die übergewichtigen Kinder von heute sind die dicken Deutschen von morgen! **Also frühzeitig ran an den Speck, der aber bei über 93 Prozent nicht-fettleibiger Kinder und Jugendlicher schwer zu finden ist.** Das interessiert profilierungswillige CDU-Politiker wie Johannes Singhammer jedoch wenig, der auch Anfang 2012 noch martialisch in den Medien lospolterte: „Wir brauchen eine hohe mediale Durchschlagskraft, um die beängstigenden Übergewichtskarrieren vor allem vieler Jugendlicher zu durchbrechen."[38] Und so wird den kindlichen (Phantom-)Kilos weiterhin fleißig der Kampf angesagt, und zwar mit Maßnahmen, deren Effekte niemand kennt. Insbesondere die mittel- bis langfristigen Auswirkungen sind nicht abzuschätzen. Und da keiner weiß, ob diese „spielerischen Erziehungsmaßnahmen" die kindliche Entwicklung negativ oder positiv beeinflussen, lässt sich ein derartiges gesellschaftliches Engagement noch sehr gut in der Bevölkerung „zum Wohle der Kleinen" verkaufen – das bringt politische Pluspunkte.

Genau diese moralische Zustimmung aber verweigern immer mehr Erwachsene bei kollektiven Ernährungsbelehrungen, die sie selbst betreffen. Denn erstens lautet die Devise der meisten Bundesbürger „Mein Bauch gehört mir", und zweitens ist inzwischen weit verbreitet, dass „Fünf am Tag" oder „Fit statt Fett" nicht die gewünschten Ziele erreichen (gesunde Ernährung, weniger Übergewichtige). Der Grund liegt auf der Hand respektive auf dem Teller: Erwachsene Menschen in einem freien Land, in dem sowohl der Körperbau als auch die Essgewohnheiten noch keiner staatlichen Kontrolle unterliegen, lassen sich nicht vorschreiben, was auf den Tisch kommt. Kinder sind in dieser Hinsicht von ihren

Autoritätspersonen in Kindergärten und Schulen schon wesentlich leichter zu beeinflussen – ganz einfach, weil sie de facto abhängig sind und Autoritäten Gehorsam leisten müssen. Zumindest kurzfristig, bis das „Ernährungsprogramm" beendet ist. Mit den vielen wunderbaren und höchst gesunden „Obst- und Gemüsebuffets", mit denen die Kinder zum Abschluss der Esserziehungseinheit Betreuer, Eltern und Lokalpolitiker beeindrucken, lässt sich eben positive Publicity in den Tageszeitungen erreichen.

Doch was bringen sie den Kindern, außer der Tatsache, dass deren leicht formbarer Verstand schon in jungen Jahren die Entwicklung ihrer eigenen Kulinarischen Körperintelligenz manipuliert? Werden die ersten Weichen in Richtung Essstörung gestellt? Beginnen Orthorexie und Magersucht bereits im kindlichen Körper zu keimen? Fangen schon Kinder an, ihr Essen nicht nach Hunger und Geschmack auszuwählen, sondern vernunftgesteuert nach „gesund" und „ungesund" zu selektieren? Vielleicht aber ist auch genau das Gegenteil der Fall: „Sobald etwas gesund ist, wird es von Kindern als uncool bezeichnet", weiß Dr. Thomas Ellrott, Leiter des Instituts für Ernährungspsychologie an der Universität Göttingen [39]. Deshalb hält er auch wenig von einem rein theoretischen Ernährungsunterricht an Schulen. Seine Meinung könnte auch auf den folgenden, schmeichelhaften „Langzeitergebnissen infantiler Ernährungsbildung" basieren: Neun Monate nach der Teilnahme an einem politischen Vorzeigeprojekt hatten die Kinder ihren Obst- und Gemüsekonsum um sagenhafte zehn Prozent erhöht. „Bei Süßigkeiten war der [reduzierende] Effekt leider nicht so deutlich", sagt der Entwickler des Programms. Dem entspricht die beispielhafte Erfahrung einer Grundschullehrerin, deren Drittklässler den Ernährungsführerschein im Ranzen haben: „Wenn ich vier Wochen nach dieser Lerneinheit mit meinen Schülern Frühstück mache, wird nach Nutellabrötchen gefragt – alles wie gehabt." [21] Die Änderung des Essverhaltens steht ja auch – überraschenderweise – nicht im Fokus bei dieser Maßnahme: „Inwieweit der aid-Ernährungsführerschein eine nachhaltige Veränderung des

Essverhaltens der Kinder bewirkt, können wir nicht sagen", erklärte bereits im April 2011 Dr. Barbara Kaiser, die dieses Projekt leitet.

Bleiben wir noch kurz bei den Kindern und anderen gelegentlich paradox wirkenden Erziehungs- und Werbemaßnahmen von Politikern und Funktionären. Mitte September 2008 verabschiedete das Europaparlament eine Entschließung, besonders „Kinder sollten sich mehr bewegen, mehr Sport treiben und sich ausgewogen ernähren". Dazu möchten die Parlamentarier auch den Verkauf von Süßigkeiten und zuckerhaltigen Getränken an Schulen einschränken. Stattdessen sollen mehr Obst und Gemüse angeboten werden. Fast zeitgleich präsentierte die EU-Kommission zusammen mit dem Europäischen Fußballverband UEFA das Kinderkochbuch „Kochen mit Kick", das ein Bewusstsein für gesundes Essen schaffen will. Junge Fans sollen damit zu gesunder Ernährung ermuntert werden. Was dazu wohl der DFB, der Deutsche Fußballbund sagte, zu dessen „Partnern" bereits 2008 (bis heute) beispielsweise ein Süßwarenproduzent, eine Fast-Food-Kette und ein Hersteller „ungesunder" zuckerhaltiger Getränke gehören (sowie „sportliches" Bier, aber das nur am Rande erwähnt)?

Vielleicht halfen die folgenden Ergebnisse der 12-Studien-Meta-Analyse der Universität Maryland von 2008 den Fußballfunktionären bei der Rechtfertigung ihrer Partnerwahl: Sowohl die quantitative Analyse als auch die qualitative Bewertung sämtlicher verfügbarer Studien zum Gewichtseffekt zuckerhaltiger Softdrinks bei Kindern (und Erwachsenen) ergaben, dass der Zusammenhang zwischen dem Konsum dieser Getränke und dem BMI gegen null tendiert [40]. Publiziert wurde auch diese Studie wieder einmal in *The American Journal of Nutrition*, das – wie zuvor schon gesagt – als „bestes klinisches Forschungsjournal im Ernährungsbereich" gilt [41]. Sie erinnern sich vielleicht noch an unser drittes Kapitel über Kinderernährung: Der „Review of 13 Reviews" aus August 2015 und weitere aktuelle Studien bestätigen diese „Null-Korrelation" (siehe Quellen Kapitel 3 [12, 13, 14, 15]). Und in Sachen Bewegung fassen wir noch schnell die Ergebnisse der britischen Earlybird-Langzeitstudie aus 2010 zusammen:

Weder bei Jungen noch bei Mädchen konnte ein Zusammenhang zwischen körperlicher Aktivität und Veränderungen in der Körpermasse oder beim Fettanteil über die elf Jahre Studienzeit beobachtet werden [42]. „Bewegung ohne Auswirkung auf Gewicht", resümierte die pressetext Nachrichtenagentur [43], und SPIEGEL online titelte anlässlich dieser Kinderstudie „Bewegungsmangel keine Ursache von Fettsucht" [44]. Regelmäßiger Sport erhöht aktuellen 2017er-Forschungen zufolge auch nicht den Grundumsatz fettleibiger Kinder [45]. Alles irgendwie verblüffend, nicht wahr? Natürlich ist Bewegung wichtig, keine Frage: Kinder haben ja auch einen ordentlichen intuitiven Bewegungsdrang, der gefördert und dem buchstäblich freier Lauf gewährt werden sollte, ohne jedoch aus fadenscheinigen Gesundheitsgründen zum Zwang zu werden.

Wie überall sonst in diesem Buch stellen auch die hier gesammelten kontroversen und dem Zeitgeist diametral entgegenstehenden Thesen weder die unbestreitbare Wahrheit noch der Weisheit letzten Schluss dar. Sondern: Das, was Sie hier lesen, soll Sie maßgeblich zum kritischen Hinterfragen aktueller Entwicklungen anregen. Bilden Sie sich bitte Ihr eigenes Urteil. Bleiben Sie kritisch. Handeln und erziehen Sie nach bestem Wissen und Gewissen.

 FAZIT

Keiner weiß, warum dicke Kinder dick und dünne dünn sind. Weiter weiß niemand, wie man dicke Kinder dauerhaft schlank bekommt. Juvenile Abspeckprogramme sind schon seit Jahren reine Rohrkrepierer ohne jeglichen Erfolg. Stattdessen können die meist frustrierend endenden Abspeckversuche zu Essstörungen führen – genauso wie „banale" Diäten, die fatale Folgen haben: essgestörte Kinder. Nicht schön. Ergo: Halten Sie Ihre Kinder besser von gängigen Abspeckkuren fern.

INFOKASTEN

STUDIEN-STATEMENT DES VORSTANDSSPRECHERS
DES KOMPETENZNETZES ADIPOSITAS*

Frage von Autor Uwe Knop an
*Professor Manfred James Müller, Institut für Humanernährung und
Lebensmittelkunde, Christian-Albrechts-Universität zu Kiel:

„Wie bewerten Sie die folgenden drei Studien [1,2,3] zu Süßigkeiten, Softdrinks
und Fast Food und deren inverse Korrelationen zu juvenilem Übergewicht?"

➤ Neue US-Großstudie: Kinder und Jugendliche mit dem höchsten
   Süßigkeitenverzehr haben niedriges Risiko für Übergewicht und
   Adipositas.
➤ Gesüßte Getränke und Gewicht von Kindern:
   Zusammenhänge völlig unklar.
➤ Fast Food bei Jugendlichen – hoher Verzehr, niedriger BMI.

Antwort Professor M. J. Müller vom 06. November 2016:

„Wissenschaft findet keine letzten Antworten, sie ist fortlaufende Diskussion.
Inwieweit die Ergebnisse von Forschung medial verbreitet werden müssen,
entscheiden häufig genug nicht die Wissenschaftler selbst. Wenn es denn
aber so wäre, diente das nicht unbedingt der wissenschaftlichen Diskussion.
Kein seriöser Wissenschaftler wird behaupten, dass einzelne Lebensmittel
oder auch Lebensmittelgruppen das Übergewicht erklären. Der Anteil der
Ernährung am Problem „Übergewicht" ist begrenzt.

Auch sind die aktuellen Ernährungsgewohnheiten von Kindern und
Jugendlichen sehr ähnlich, mehr oder minder häufig trinken sie alle Soft
Drinks beziehungsweise essen Fast Food. Ein ständig hoher Konsum von
Soft Drinks und Fast Food ist andererseits selten. Angesichts der geringen
inter-individuellen Varianz von Ernährung ist es in epidemiologischen Studien

kaum möglich, überzeugende Gruppenunterschiede (z. B. zwischen schlanken und übergewichtigen Kindern) zu finden. Dies betrifft auch die von Ihnen angeführten Veröffentlichungen.

Eine genaue Erfassung der Ernährung ist bis heute nicht möglich, der sogenannte bias von Ernährungserhebungen ist hoch. Dessen ungeachtet gibt es in allen epidemiologischen Ernährungsstudien statistische Unterschiede. Diese mögen wissenschaftliche Veröffentlichungen rechtfertigen. Ob sie andererseits inhaltlich belastbar sind oder gar plausibel erscheinen, steht dahin. Die wirkliche Bedeutung der Ergebnisse wird auch durch Reviews oder Meta-Analysen nicht klar. Diese sind Versuche, uns einen Überblick über die Vielzahl von Studien und Ergebnissen zu schaffen. *‚Wahrer' werden die Aussagen aber dadurch nicht.*

Für die Bewertung der von Ihnen angesprochenen Übersichten ist besonders auf das Design der berücksichtigten Studien zu achten. Die in Rede stehende Fragestellung kann nicht durch eine einfache Zuordnung zwischen Ernährungsvariablen und dem Körpergewicht der Studienteilnehmer in sogenannten Querschnittsstudien (cross-sectional studies) adressiert werden. Demgegenüber sind longitudinale Untersuchungen mit entsprechend langen Beobachtungszeiten und hohen Fallzahlen selten und auch selten gut gemacht. Da das Leben nun einmal kein kontrolliertes Experiment ist, sind auch die Ergebnisse longitudinaler Studien nur begrenzt belastbar. *Dieses erklärt, warum es zu Fragen der Ernährungsgewohnheiten keine sicheren Antworten gibt.*

Die von Ihnen genannten Publikationen müssen die Experten weiter beschäftigen. Aus meiner Sicht besteht aber keine Dringlichkeit, diese Aussagen in eine öffentliche oder gar politische Diskussion einzubringen. Die Daten sind einfach nicht stark genug, sie können deshalb nicht der Sache dienen.

Mit freundlichen Grüßen
Professor Dr. Manfred J. Müller"

INFOKASTEN

ADIPOSITAS PERMAGNA – LETZTE OPTION OP

In der Gewichtsklasse der Super-Adipösen (BMI 40+) wird hierzulande immer häufiger „bariatrisch" operiert, das sind Operationen zur Gewichtsreduktion wie beispielsweise die Schlauchmagen-OP, also die klassische Magenverkleinerung, oder ein Magen-Bypass, bei dem neben der Magenteilentfernung auch der Dünndarm umgeleitet wird. Diese Eingriffe führen einerseits und nachgewiesenermaßen zwar zum drastischen Fettverlust, erhöhen andererseits aber die Selbstmordrate [1] und senken nicht die Sterblichkeit. Stattdessen senken Adipositas-OPs die Alkoholtoleranz – die Gastro-Beschnittenen trinken demnach durchschnittlich mehr Alkoholika als vorher [2]. Die Entscheidung zu einer bariatrischen Körpermodifikation klingt für die Extrem-Schwergewichte demnach wie die Wahl zwischen Scylla und Charybdis … „Gleichwohl müssen wir uns eingestehen, dass die Operation im Moment die einzig langfristig wirksame Methode zur Gewichtsreduzierung ist, die wissenschaftlich gut belegt wurde", erklärt Prof. Dr. Matthias Bühler, Leiter der AdipositasAmbulanz für Erwachsene, Universität(s)medizin Leipzig und Präsident der Deutschen Adipositas-Gesellschaft [3].

Aber warum lesen Sie das hier in einem Buch, in dem es um Ernährung und Gewicht(sreduktionsmaßnahmen) von Kindern geht? Weil auch bei Jugendlichen bereits als „Ultima Ratio" zum Messer gegriffen wird. Da Sie nach Lektüre dieses Kapitels wissen, dass keine konventionellen/konservativen Maßnahmen nachhaltig zur Gewichtsreduktion adipöser Kinder und Jugendlicher führen, ist dieser „Schritt zum Schnitt" für diejenigen mit Adipositas permagna (also der schwersten Form von Fettleibigkeit) und unerträglichem Leidensdruck oftmals die letzte OP(tion). Auch dazu liegen inzwischen einige Studien vor. So hat 2016 eine Beobachtungsstudie in *The New England Journal of Medicine* gezeigt, dass die Anti-Adipositas-OPs zu einer deutlichen Gewichtsabnahme bei den „resektierten" (organbeschnittenen) Jugendlichen führte (drei Jahre nach dem Eingriff etwa 40 Kilo weniger). So viel zur Nutzenseite. Auf der Risikoseite ist Folgendes zu beachten: Es mussten häufig Nachoperationen durchgeführt werden, und knapp die Hälfte der jungen Patienten entwickelte einen Eisenmangel, des Weiteren wurden Vitamindefizite bei A, D und B_{12} dokumentiert. Daher bekamen alle Patienten (prophylaktisch) Vitamine und weitere Mikronährstoffe als Ergänzung. Da generell davon ausgegangen wird, dass eine lebenslange Nachsorge bei den Operierten absolut empfehlenswert und erforderlich ist, waren auch bei dieser Studie alle Patienten seit der Operation in ärztlicher Nachbetreuung [4]. Diese Ergebnisse wurden etwa ein Jahr später von zwei Studien aus Amerika [5] und Schweden [6] bestätigt: Das Körpergewicht von Jugendlichen mit schwerer Adipositas konnte deutlich (minus 40 bis 50 Kilogramm) und langfristig (etwa acht Jahre) reduziert werden. Aber auch hier waren sowohl häufig Nachoperationen notwendig, als auch Vitaminmangelzustände eine allgemeine Nebenwirkung. Daher sehen auch diese Wissenschaftler eine lebenslange Nachbetreuung als unabdingbar – was natürlich in der psychisch partiell sehr anstrengenden Pubertät nicht immer unproblematisch sein wird. Jedoch besteht ohne die intensive medizinische Nachbetreuung ein hohes Risiko, dass die negativen Folgen der bariatrischen OPs die Vorteile der Gewichtsabnahme wieder zunichtemachen.

Kurzum: Auch wenn die dokumentierten Gewichtsabnahmen nach einer Magenverkleinerung deutlich, nachhaltig und damit im doppelten Sinne erleichternd für Jugendliche mit etwa 150 kg Körpergewicht sind, müssen vor einem solch massiven (in der Regel irreversiblen) Eingriff in die natürliche Körperstruktur Heranwachsender die potenziellen Risiken intensiv diskutiert und kritisch gegenüber dem Nutzen abgewogen werden – auch und besonders im Hinblick auf die Gefahren, die nach diesen „Ultima-Ratio-Operationen" im Erwachsenenalter drohen.

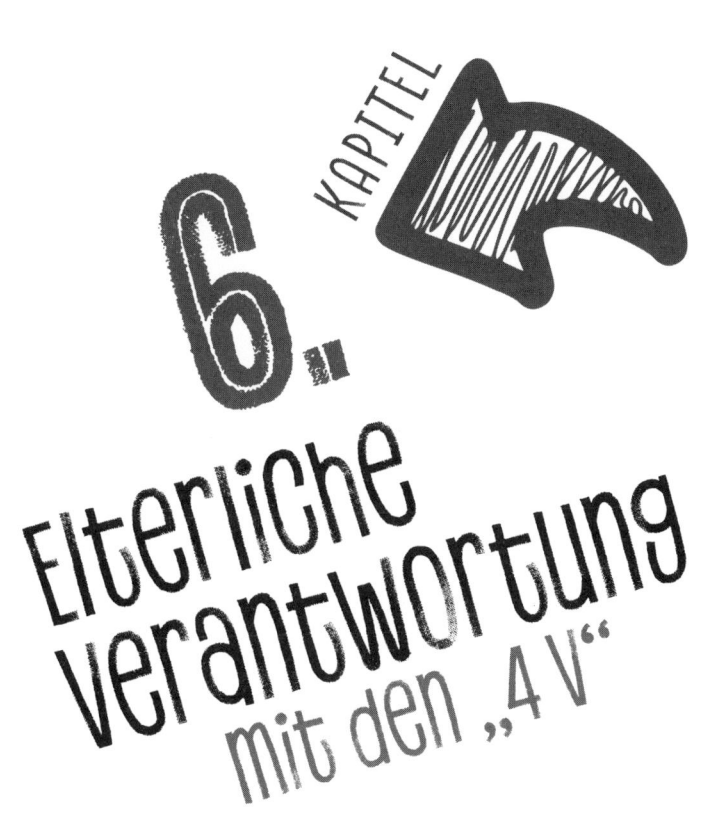

KAPITEL

6.

Elterliche
Verantwortung
mit den „4 V"

Wie also „funktioniert" gesunde Kinderernährung? Kinder und Jugendliche brauchen sicher keine Erziehungsmaßnahmen, die maßgeblich verstandesgesteuertes Essen zum Ziel haben. Viel wichtiger ist es, dass Eltern und Versorgungseinrichtungen die „4V" beherzigen: **Vielfalt, Verständnis, Verfügbarkeit, Vorleben.**

Erziehungsberechtigte sollten ihrer Pflicht nachkommen, dem Nachwuchs stets **Vielfalt und Abwechslung** auf den Teller zu bringen – am besten, die Kinder können täglich etwas anderes kosten. Und das ist hierzulande sicher kein Problem. Haben Sie beim und besonders nach dem Essen Geduld und **Verständnis**, denn auf einem Kinderteller bleibt meistens etwas übrig, weil Heranwachsende noch kein ausgereiftes Gefühl für die richtige Menge entwickelt haben und sich daher gerne mal ein wenig zu viel „aufladen". Idealerweise sind immer unterschiedliche Nahrungsmittel zu Hause **verfügbar**, und die Eltern **leben** vielfältigen Genuss authentisch **vor** – beispielsweise bei gemeinsamen Mahlzeiten am Tisch, die auch zur Entwicklung der kindlichen Esskultur beitragen. Und nicht nur das, wie die University of Illinois im Februar 2011 mitteilte: Kinder aus Familien, die regelmäßig gemeinsam essen, haben ein geringeres Risiko sowohl für Essstörungen als auch für Fettleibigkeit und werden seltener suchtkrank [1]. Auch die Franzosen sehen ihre Tradition der gemeinsamen Mahlzeiten als eine Ursache für die geringe Zahl an Adipösen im Land des „Savoir-vivre" [2].

Essen ist eben ein sinnliches Vergnügen zur Lebenserhaltung – und das können und sollen Kinder von ihren Eltern lernen, gerade in Zeiten des omnipräsenten Ernährungswahns mit dem häufig daraus resultierenden Zirkus zu Tisch. „Essen und gemeinsame Mahlzeiten sind etwas Schönes, das sollte man nicht vergessen. Sonst werden am Ende noch Eltern und Kinder neurotisch", mahnt Prof. Dr. Mathilde Kersting vom Forschungsinstitut für Kinderernährung (FKE) in Dortmund [3]. Ebenfalls weniger „Zirkus beim Essen" empfiehlt die Leiterin des 2017 von Bundesminister Christian Schmidt gegründeten Bundeszentrum für Ernährung, Dr. Margareta Büning-Fesel: „Eltern sind dafür verantwortlich, dass auf dem Tisch eine gute Auswahl an Lebensmitteln steht, dass sie den Kindern eine angenehme Essumgebung schaffen. **Aber die Kinder entscheiden, was sie essen.**" [3.1] Sorgen Sie also idealerweise für eine stressfreie(!), entspannt-angenehme Atmosphäre zu Tisch, sodass Ihr Kind sich gerne hinsetzt und sich aufs Essen freut – so wird Ernährung intuitiv mit positiven Gefühlen verknüpft, was für die kindliche Entwicklung und Vorbeugung von Essstörungen sicher sehr förderlich ist. Am gemeinsamen Esstisch können Eltern vice versa die Reaktion ihrer Kinder auf ein vielfältiges Angebot gut beobachten: Bieten Sie den Kleinen daher immer wieder verschiedene Nahrungsmittel an und lassen Sie sie selbst entscheiden, was ihnen schmeckt. Ernährungspropagandistisch unverdorbene Kinder wählen intuitiv-körpergesteuert das richtige Essen, nach dem ihr Organismus verlangt.

Unbekanntes Essen zu probieren sollte zum festen Bestandteil gemeinsamer Familienmahlzeiten werden, damit Kinder stets neue Geschmäcker kennenlernen. Generell gilt: Die Kinder müssen vor dem Essen wirklich hungrig sein, und die Eltern sollten auf die kindlichen Hunger- und Sattsignale Rücksicht nehmen. Und das nicht nur passiv, wie ein dpa/SPIEGEL resümiert: „Eltern sollten versuchen, ihren Kindern ein eigenes Gefühl dafür zu vermitteln, was ihrem Körper guttut und was ihm schadet." [4] So können sich Kulinarische Körperintelligenz und damit ein intuitiv natürliches Essverhalten frei und frühzeitig entwickeln.

Schätzungsweise mag jedes dritte Kind weder Obst noch Gemüse. Für Professorin Kersting ist das auch kein Problem: „Die meisten Kinder mögen Gemüse nicht, das ist ganz normal."[3] Deren kleine Körper werden ihre Gründe haben, warum sie die kalorienarme Kost in jungen Jahren ablehnen und als Lieblingsessen stattdessen „Kraftfutter" wie Pizza, Pommes und Nudeln oder Fischstäbchen und Schnitzel sowie alles Süße wünschen. Vielleicht, weil diese Leckereien die nötige Energie zum Wachsen liefern? Sehr wahrscheinlich.

Denn der gesunde kindliche Organismus reguliert die Nahrungsaufnahme noch ungestört intuitiv, sodass sein Energiebedarf bestmöglich gedeckt wird. Zur Vorliebe für zuckerhaltige Lebensmittel gaben beispielsweise Experten der Universität Washington 2009 bekannt: „Wir wissen, dass die Vorliebe für Süßes mit dem körperlichen Wachstum einhergeht. Diese Verbindung macht intuitiv Sinn, denn in der Zeit, in der Kinder schnell wachsen, braucht ihr Körper auch mehr Kalorien."[5] Und die holt er sich dann gerne bevorzugt aus schnell verfügbaren Energiequellen wie Süßigkeiten. Die Lust auf Süßes entspricht in der Wachstumsphase also einer biologischen Notwendigkeit. Alle erwachsenen Vorkoster sollten diesbezüglich auch von folgender Erkenntnis der Geschmacksforscher des ttz Bremerhaven wissen: Die geschmackliche Wahrnehmung von Kindern unterscheidet sich besonders bei süßen Lebensmitteln wesentlich vom Geschmacksempfinden der Erwachsenen – Kinder nehmen „süß" erst bei einer viel höheren Zuckerkonzentration wahr[6]. Was also für Mutti „quietschsüß" schmeckt, erreicht bei Klein-Leonie vielleicht gerade mal die Reizschwelle des Schmeckbaren. Diese geschmacklichen Reizschwellen verschieben sich mit steigendem Alter der Kinder nach unten; „süß" wird dann auch in niedrigeren Konzentrationen geschmeckt.

In puncto Geschmack und Essenswahl sind die Umfrageergebnisse eines Topfherstellers Ende 2010 positiv zu bewerten: Am wichtigsten war den befragten Eltern, dass die Kinder mit dem Geschmack des Essens zufrieden waren; 95 Prozent der Erziehungsberechtigten legen Wert darauf, dass den Kindern das Essen schmeckt[7]. Wen wundert's, dass es bei den Jugendlichen genauso ist: Der Geschmack ist der Hauptgrund für den Kauf von eigenem Essen, ergab Anfang 2011 eine Studie der New York University[8], die ein paar Monate später von der paneuropäischen Zehn-Länder-Jugend-Studie HELENA bestätigt wurde: Der Geschmack entscheidet überwiegend darüber, welche Nahrungsmittel gewählt werden[9]. Und da scheint es wohl wenige Einflussmöglichkeiten zu geben, denn „wir wissen relativ wenig darüber, ob man die Geschmackspräferenzen seiner Kinder gezielt beeinflussen kann", erklärt Professorin Kersting[3]. Prof. Dr. Gerhard Rechkemmer; Präsident des Max Rubner-Instituts (MRI), Bundesforschungsinstitut für Ernährung und Lebensmittel, welches das Bundeslandwirtschaftsministerium (BMEL) berät, stellt klar: „Wir verstehen viel zu wenig, warum sich Kinder wie ernähren."[10] Nur so am Rande erwähnt: Das war nicht anno dazumal 1992, sondern 2016. Ist aber auch egal, Hauptsache, die Kinder wissen, was ihnen schmeckt und guttut, sei es mit viel oder wenig Abwechslung.

Und dass Kinder und Jugendliche bei freier Wahl nicht immer das Gleiche essen, liegt in der Natur des Körpers, der unterschiedliche Nährstoffe und damit Abwechslung und Vielfalt zu unterschiedlichen Zeiten benötigt. Dabei kommt es schon mal vor, dass Kinder phasenweise nur ein begrenztes Spektrum an Lebensmitteln verzehren, das ihr Körper kennt und für gut befunden hat – doch dieses „selektive Essverhalten" in Richtung Lieblingsessen ist nachgewiesenermaßen unproblematisch. „Es ist ganz normal, dass Kleinkinder über bestimmte Phasen hinweg sehr einseitig essen und auch nicht jeden Tag den gleichen Appetit haben. Da helfen nur Geduld und Gelassenheit", erklärt der aid Infodienst (ab 2017 Bundeszentrale für Ernährung) im Dezember 2016[11]. Über kurz oder lang holen sich die Kinder die Nährstoffe, die sie brauchen. Forschern der Stanford University zufolge schadet es Kindern nicht, wenn man ihnen so lange ihre Lieblingsspeise serviert, bis sie sich im wahrsten Sinn daran „satt gegessen" haben und nach anderem

Essen verlangen[12]. Weiter ändern sich aufgrund der verschiedenen Phasen beim Heranwachsen mit der Zeit auch unsere Vorlieben für gewisse Speisen – das wissen wir Erwachsene aus langjähriger Erfahrung am eigenen Leib. Erinnern Sie sich noch, wie es war, als Sie klein waren? Wie und was haben Sie am liebsten gegessen (oder hätten Sie, wenn es nach Ihnen gegangen wäre)? Wie haben sich Ihre Vorlieben im Lauf des Lebens geändert? Vieles von dem, was Sie heute vorzugsweise auf dem Teller haben, hätten Sie als Kind sicher sofort mit einem „bäh" ausgespuckt, oder?

Probieren geht über Studieren – dieses Motto gilt insbesondere für die Ernährung unserer Kinder. Die Unsitte früherer Generationen „Du isst, was auf den Tisch kommt" ist dabei genauso fehl am Platz wie Verbote einzelner Nahrungs- oder Genussmittel. Denn erst durch die elterliche Prohibition werden die „verbannten Produkte" richtig interessant, und die Gier darauf wächst immer weiter. Dr. Dirk Dammann, Chefarzt einer Allgäuer Rehabilitationsklinik für Kinder, liefert einen nachvollziehbaren Vergleich: Eltern seien mit ihren Verboten unbewusst oft die besten Werbepartner für Süßigkeiten[13]. Die wissenschaftliche Bestätigung dieser These lieferte die University of Surrey: Wenn man Kinder so viel Schokoeier essen lässt, wie sie wollen, dann essen sie insgesamt weniger davon, als wenn die Schokolade reglementiert und die Kinderlust auf Süßes eingeschränkt wird. Laut Studienleiterin könnte dies bedeuten, dass es „bei der Entwicklung langfristig gesunder Essensmuster besser ist, Kindern mehr Selbstkontrolle über ihre Essgewohnheiten zu geben."[14]

(!) FAZIT

Kinder haben ein gutes Körpergefühl, sie spüren sehr gut, was sie wann zu essen brauchen, denn ihr Kopf ist (noch) frei von pseudowissenschaftlicher Ernährungspropaganda. Man sollte ihnen daher stets Vielfalt anbieten, sie immer wieder Neues probieren lassen, ihre kulinarische Neugier wecken und fördern, Geduld haben, nichts reinzwängen und nichts verbieten. Und vor allem: Hören Sie auf die Kids, was sie gerne essen und was nicht. Lassen Sie die Kinder mitentscheiden, was auf den Tisch kommt, und – wenn kindliches Interesse besteht – beteiligen Sie den Nachwuchs aktiv an der Gestaltung eines Wohlfühlambientes rund ums Essen, beispielsweise an der Vorbereitung der Mahlzeiten und Dekoration des Tisches.

Besonders die Unterstützung und Förderung des Kindes darin, sein Hunger- und Sättigungsgefühl natürlich zu entwickeln und kennenzulernen, ist essenziell (auch um Essstörungen vorzubeugen). Daher sollte – wann immer möglich und im Alltag realisierbar – besonders bei Kindern der Hunger bestimmen, wann gegessen wird.

Wichtig ist: Den Kindern muss es erstens gut schmecken, und sie sollten sich auf die Mahlzeiten freuen, weil und wenn sie hungrig sind. Sie sollten zweitens Freude am und Genuss beim Essen haben, auch weil die Eltern diese Werte vorleben und die geschmackliche Vielfalt der Kinder fördern. Und drittens sollten Kinder sich satt essen dürfen an dem, worauf sie richtig Hunger und Lust haben.

PS: „Deutsche plädieren für intuitive Erziehung", titelte das Apothekenmagazin „Baby und Familie" anlässlich einer repräsentativen Umfrage aus 2016, bei der acht von zehn Bundesbürgern der begrüßenswerten Meinung waren, Eltern sollten in der Kindererziehung „mehr auf ihr Bauchgefühl und weniger auf sogenannte Experten hören." [15] Dem ist gerade beim lebenswichtigen Essen vollumfänglich zuzustimmen …

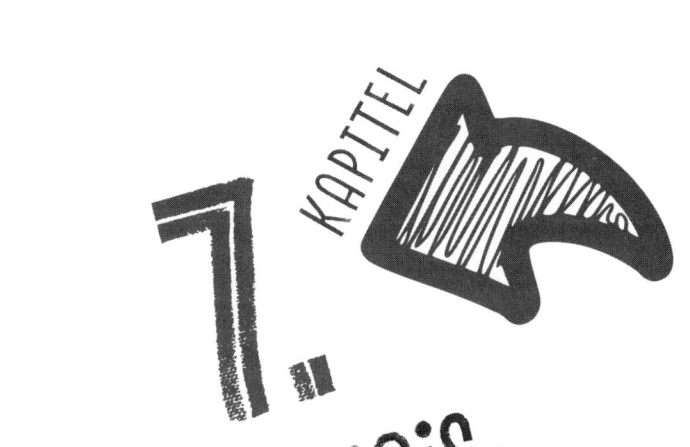

7. KAPITEL

Hipsterhinweis:
Vegane Kinder-
ernährung ist
„Körperverletzung".

A us aktuellem Anlass aufgrund der medialen Omnipräsenz und Beliebtheit in urbanen Hipsterkreisen erhält eine Spezialernährungsform aus dem Bereich der Besser-Esser ein eigenes Kinderkapitelchen: Vegane Ernährung – frei von allen tierischen Bestandteilen. Kein Fleisch, keine Milch, keine Eier, kein Joghurt, keine Sahne und keine Lebensmittel, die Zutaten tierischer Herkunft enthalten. Um es kurz zu machen: Von einer veganen Ernährung für Säuglinge, kleinen Kindern, Schwangeren und Stillenden wird unisono interdisziplinär, international (D/CH) und eindringlich abgeraten.

Denn wo Erwachsene den drohenden Mangel an Eiweiß, Eisen, Kalzium, Jod, Zink und besonders Vitamin B_{12} durch gelernte Kombination und zwingend erforderliche Supplementation kompensieren können, sind unselbständige Kinder gefährdet – denn sie wissen nicht, was sie essen, und sie wachsen noch. Und dabei brauchen die Kleinen viele Nährstoffe im „Dauernachschub" – denn fehlen in bestimmten Entwicklungsphasen essenzielle Substanzen, bekommt der heranwachsende Körper Probleme, mindestens akute, maximal drohen irreversible geistige und/oder körperliche Entwicklungsstörungen (beispielsweise Gehirnschäden, verzögertes Wachstum, Blutarmut). Die Deutsche Gesellschaft für Ernährung (DGE) hält eine vegane Ernährung im gesamten Kindesalter für ungeeignet, und daher wird sie „für Schwangere, Stillende, Säuglinge, Kinder und Jugendliche nicht empfohlen"[1]. Auch das vom Bundesministerium für Ernährung und Landwirtschaft (BMEL) finanzierte Netzwerk „Gesund ins Leben" bezieht unmissverständlich Stellung: **„Eine vegane Ernährung ist für Kleinkinder nicht empfehlenswert, weil sie mit deutlichen Risiken verbunden ist."** [2] Dito das Schweizerische Bundesamt für Lebensmittelsicherheit und Veterinärwesen (BLV): „Das BLV rät von einer veganen Ernährung für Kinder, schwangere und stillende Frauen sowie ältere Menschen ab." [3] Auch das dortige Bundesamt für Gesundheit und die Schweizerische Gesellschaft für Ernährung (SGE) warnen klar und unmissverständlich: „Vegane Ernährung ist wegen der Gefahr schwerer Mangelerscheinungen und gesundheitlicher Folgeschäden für Kinder nicht zu empfehlen." [4] Die Spannbreite reicht dabei von neurologischen Störungen bis hin zu irreparablen Hirnschäden im schlimmsten Fall. So warnt auch die Ernährungskommission der Deutschen Gesellschaft für Kinder- und Jugendmedizin (DGKJ): „Eine vegane Ernährung von Säuglingen ohne spezielle Nährstoffsupplementierung ist mit hohen Risiken für Nährstoffdefizite verbunden, insbesondere dem Risiko eines Vitamin-B_{12}-Mangels mit schwerer, irreversibler neurologischer Schädigung. Eine vegane Ernährung ohne Supplementierung ist für Säuglinge abzulehnen." [5]

Prof. Dr. Berthold Koletzko vom Dr. v. Haunersches Kinderspital der Universität München und seine Kollegen müssen immer öfter vegan ernährte Kinder mit Mangelerscheinungen behandeln, so der Mediziner im September 2016 in der *ÄrzteZeitung*. Meist seien Eltern dann aber bereit, den Speiseplan umzustellen oder ergänzend Tabletten zu geben. „Es sind nur ganz wenige Familien, die sich nicht überzeugen lassen. Wenn wir dann zu der Überzeugung kommen, dass das Kind geschädigt wird, rufen wir die Gerichte an." [6] Denn „wenn man bei einer veganen Ernährung nicht zusätzlich Nahrungsergänzungsmittel einnimmt, kommt es zu Schäden, ganz besonders im frühen Kindesalter", so Koletzko, „bei Säuglingen und kleinen Kindern geht das binnen weniger Monate." Es können also irreversible Schäden entstehen. [7] „Jegliche Extremform von Ernährung kann das Kindswohl gefährden", erklärt PD Dr. Raoul Furlano,

Leitender Arzt für Pädiatrische Gastroenterologie und Ernährung am Universitäts-Kinderspital beider Basel (UKBB). Diäten ohne medizinischen Hintergrund seien „fahrlässig" und könnten zu Mangelerscheinungen führen [8]. Grundsätzlich gilt: Je einseitiger die Ernährungsweise und je jünger das Kind, desto höher das Risiko für einen Nährstoffmangel [9]. Wie sein Kollege Koletzko sieht auch Furlano die Mediziner mit einer steigenden Anzahl „bewusst" mangelernährter Kinder konfrontiert: „Neu aber haben jene Fälle zugenommen, die auf selbst gewählte Diäten zurückzuführen sind."

KÖRPERVERLETZUNG UND GEFÄHRDUNG DES KINDESWOHLS

So wundert die klare Meinung des Leiters des Lehrstuhls Ernährungsphysiologie an der Universität Jena, Prof. Dr. Gerhard Jahreis, nicht: „Vegane Ernährung für Kinder halte ich für fatal!" [10] Noch deutlicher erklärte Ernährungsmedizinerin Prof. Dr. Yurdagül Zopf von der Uniklinik Erlangen in der ARD-Sendung „plusminus", was sie auf Basis ihrer praktischen Erfahrung als Ärztin von veganer Kinderernährung hält: „Wir haben diese ganz große Gefahr, dass Kinder, die vegan ernährt werden, Probleme entwickeln, die wir nicht mehr korrigieren können." Besonders wenn B_{12} nicht supplementiert werde, könne dies zu schweren neurologischen Schäden führen. „Das ist auf jeden Fall eine Form der Körperverletzung." [11] Noch drastischer ist die Wortwahl von Prof. Dr. Michael Melter, Direktor der Klinik und Poliklinik für Kinder- und Jugendmedizin der Uniklinik Regensburg: „Vegane Ernährung ist bewusste Gefährdung des Kindeswohls. Die schlimmste Folge von veganer Ernährung für Kinder ist der Tod." [12] Die Wissenschaft, so vehement und validiert sie auch warnt, ist das eine, der Glaube das andere. „Manche Eltern zelebrieren ihre vegane Überzeugung wie eine Religion, ebenso missionarisch treten sie auf", erklärt Dr. Hermann Josef Kahl, Bundespressesprecher des Berufsverbandes der Kinder- und Jugendärzte [12]. Mit Evidenz und Fakten kommt man da meist nicht weiter – die postfaktische Filterblase lässt grüßen.

VEGAN KASCHIERT ANOREXIE

Darüber hinaus sollte auch folgende Korrelation (oder in dem Fall besser: Kausalität) beachtet werden: „Es gibt einen klaren Zusammenhang zwischen Veganismus bei Kindern und Magersucht", weiß die Bad Homburger Kinderärztin Dr. Barbara Mühlfeld aus eigener Praxiserfahrung [12]. Dem entsprechen die Aussagen der 2017 verstorbenen österreichischen Gesundheitsministerin Dr. Sabine Oberhauser: Von Psychologen höre sie immer wieder, dass gerade bei jungen Frauen und Mädchen heutzutage vegan die „neue Magersucht" sei – vegane Ernährung kaschiere sozusagen die Magersucht [13]. Ihre Pressesprecherin Raphaela Pammer ergänzte: „Denn so ist es doch viel leichter, Essen in Gesellschaft mit dem Verweis auf einen vermeintlichen oder tatsächlichen Veganismus abzulehnen, als grundlos die Nahrungsaufnahme zu verweigern und sich dann eventuell unangenehmen Fragen zum Körpergewicht und zum gesundheitlichen Zustand stellen zu müssen." [14] Diese Vermutung bestätigte Petra Erhart, Diplom-Oecotrophologin bei ANAD e.V. – Versorgungszentrum Essstörungen, einer der größten deutschen Einrichtungen für therapeutische Wohngruppen bei Essstörung: „Die Aussage der österreichischen Gesundheitsministerin kann ich nur bestätigen. Auch bei uns in den Wohngruppen und den Beratungen ist Veganismus ein großes Thema. Da quasi „politisch korrekt" ein Großteil kalorienhaltiger Lebensmittel ausgeklammert werden kann und das den Aufbau eines normalen Essverhaltens extrem erschwert, gibt es bei uns die Regelung: vegetarisch ja, vegan nein! Im Übrigen ergab ein fachlicher Austausch meiner Kolleginnen mit Ernährungsfachkräften von Fachkliniken dieselbe Beobachtung. Auch dort wird der Zusammenhang zwischen Essstörungen und veganem Essstil seit einiger Zeit kritisch beobachtet, und – soweit ich weiß – wird dort in der Therapie auch nur Vegetarismus akzeptiert." [15] Eine Studie aus 2015 bestätigt diesen Trend: Frauen mit Essstörungen ernähren sich häufiger vegetarisch als „normal" [16]. Und das gilt auch bereits für Mädchen: „Wir sind in der Klinik schon lange daran gewöhnt, dass die überwiegende Mehrzahl der Mädchen mit Essstörungen sich vegetarisch ernährt", so Dr. Martin Winkler, Facharzt für Psychotherapie und Psychiatrie am Saale Klinikum Bad Kösen, im März 2017 [16.1].

Drehen wir die Uhr wieder ein paar Jahre zurück bis zum Kindesalter. Auch wenn – anscheinend – auf alles geachtet wird, konstatierte eine aktuelle deutsche Studie im April 2016: „Vegetarisch und vegan ernährte Kinder tendierten dazu, leichter, schlanker und (< 5 Jahre) auch kleiner zu sein. Aufgrund der unzureichenden Studienlage besteht erheblicher Forschungsbedarf zu den Auswirkungen einer vegetarischen und veganen Ernährung im Kindesalter." [17] Wollen Eltern wirklich kleine, leichte Kinder mit dem Risiko der Mangelernährung?

Im Übrigen ist auch ein weiterer, wesentlicher Aspekt noch immer unklar: Man wisse wenig darüber, welche Effekte die Einnahme von Vitamin-B_{12}-Supplementen während der Schwangerschaft ausüben – einfach, weil es dazu kaum Studien gebe, erklärte im Januar 2017 die Leiterin einer Studie der Norwegischen Universität für Wissenschaft und Technologie in Oslo anlässlich ihrer Erkenntnisse, dass geringe Vitamin-B_{12}-Werte bei Schwangeren das Risiko für eine Frühgeburt um etwa 21 Prozent erhöhen [18].

 FAZIT

Das Fazit überlassen wir einer Mutter und SPIEGEL-Kolumnistin der „Elterncouch": „Mir persönlich ist es völlig wurscht, was ein erwachsener Mensch zu sich nimmt und aus welchen Gründen er es tut. Wenn aber die Gesundheit eines Kindes in Gefahr ist, sollte Schluss sein mit Selbstverwirklichung und Ideologie. Ergo: Vegane Kleinkindernährung? Nein danke!" [19]

PS: Ob vegan, glutenfrei oder sonstige Gespinste moderner „Auslassdiäten", mit denen essideologie-gläubige Eltern ihre hilflosen Kinder malträtieren – Kinderärzte warnen davor! So hat der GPGE-Verband der auf Magen-Darm-Krankheiten spezialisierten Kinderärzte (Gesellschaft für Pädiatrische Gastroenterologie und Ernährung) im September 2016 vor einschneidenden Ernährungsumstellungen wie etwa einer glutenfreien Kost oder dem Weglassen bestimmter Zuckerarten gewarnt. Denn ohne fundierte Diagnose durch einen Facharzt könne dies zu erheblichen Störungen bei Kindern führen [20].

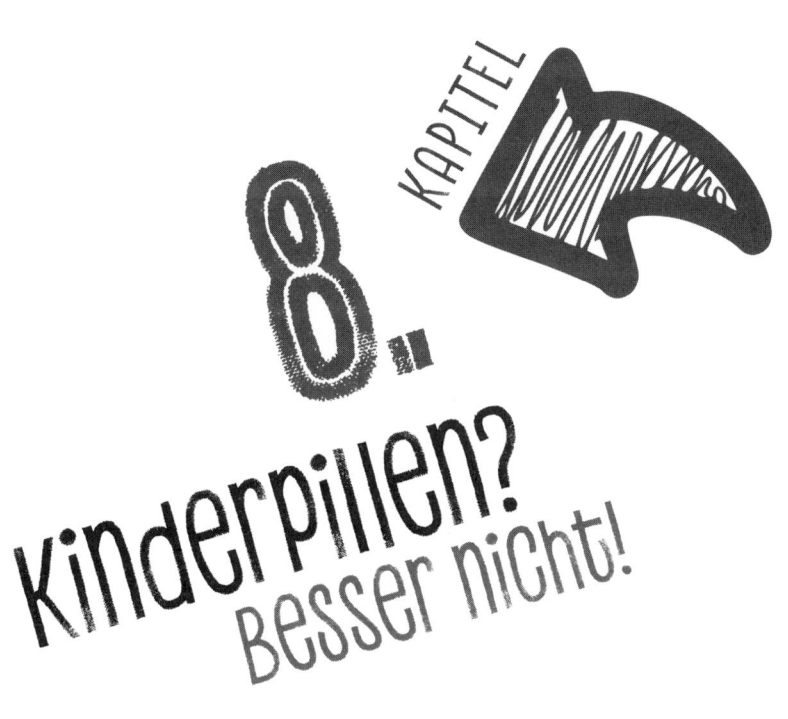

KAPITEL

8.

kinderpillen?
Besser nicht!

ieses Kapitelcredo lautet: In der Kürze liegt die Würze. Viele Eltern sind dem Irrglauben anheimgefallen, sie könnten sowohl die Leistungs- und Konzentrationsfähigkeit als auch die Gesundheit ihrer lieben Kleinen mit Pillen und Pülverchen – maßgeschneidert und kinderdesignt – unterstützen, stärken oder gar verbessern.

Sind Nahrungsergänzungsmittel (NEM) für Kinder wirklich nötig? Brauchen Kinder „Powerpillen"? Lassen wir das Niedersächsische Landesamt für Verbraucherschutz und Lebensmittelsicherheit antworten – klar und deutlich: „Um das herauszufinden wurde in der DONALD-Studie zurückgegriffen auf die detaillierte Erfassung des Lebensmittelverzehrs und damit der Nährstoffzufuhr aus allen Lebensmittelquellen. [...] Die Ergebnisse zeigten, für die Vitamine, die am häufigsten in NEM für Kinder enthalten sind (Vitamin A, E, K, C, B_1, B_2, B_6, Niacin, B_{12} und Biotin), **besteht kein zusätzlicher Bedarf mehr.**" [1]

In den Jahren 2008 und 2013 untersuchte und beurteilte die Stiftung Warentest Nahrungsergänzungsmittel für Kinder. Ihr Doppelfazit entspricht den Ergebnissen der beiden großen deutschen Kinderstudien DONALD und EsKiMo [2,3]:

„Auf Nahrungsergänzungsmittel für Kinder können Sie getrost verzichten. Ihr Nutzen ist nicht ausreichend belegt. Nährstoffzugaben sind nur sinnvoll, wenn der Kinderarzt einen Mangel diagnostiziert. Ansonsten reicht eine abwechslungsreiche Ernährung." [4]

„Nahrungsergänzungsmittel für Kinder, die angeblich günstig auf die Gehirnfunktion oder Lernen und Konzentration wirken, können Sie sich sparen. Der Nutzen ist nicht ausreichend belegt. Was dem kindlichen Gehirn nachweislich guttut, ist Bewegung und gesunde Ernährung."[5]

Der STERN titelte online zu diesem Thema: „Nahrungsergänzungsmittel für Kinder – Weg mit den Pillen!"[6] Und SPIEGEL online konstatierte: „Schlaumacher für Kinder wirken nicht."[7]

Damit sollte dieser Mythos entlarvt sein, oder? Geben Sie Ihr gutes Geld besser für gutes Essen aus, das Ihren Kindern richtig lecker schmeckt. Der Effekt auf ihr (beider) Wohlbefinden ist sicher größer.

9. KAPITEL

Elf Essenzen
ehrlicher Ernährung
von Kindern

Im nun folgenden abschließenden Kapitel finden Sie alle wesentlichen Themenkomplexe des Buchs nochmals kompakt als „Convenience-Read" zusammengefasst. Die „elf Essenzen ehrlicher Ernährung von Kindern" sind sozusagen die Take-Home-Messages für den praktischen, elterlichen Alltag.

E1 – KEINE BEWEISE FÜR „GESUNDE" KINDERERNÄHRUNG!

Springen wir direkt ins kalte Wasser, ohne Umwege zur Kernbotschaft: Genauso wenig, wie es gesicherte Erkenntnisse zur gesunden Ernährung bei Erwachsenen gibt, genauso wenig weiß die Wissenschaft darüber, welches Essen für Kinder und Jugendliche gesundheitsfördernd ist. Daher ist objektiv klar zu konstatieren: **Es existiert kein einziger Beweis für „gesunde" Kinderernährung!** Denn egal ob adult oder juvenil, die Gründe sind bei allen Studien die gleichen: Ernährungsforschung kann niemals Beweise liefern, sondern nur statistische Zusammenhänge. Hinzu kommt, dass für Kinder und Jugendliche wesentlich weniger Beobachtungsstudien vorliegen, die klare Korrelationen zeigen. Ganz im Gegenteil. Die meisten Studien, die Verbindungen zwischen Kinderernährung und Körpergewicht untersucht haben, zeigen keine statistisch signifikanten Zusammenhänge. Fast Food und Übergewicht? Süßigkeiten und Fettleibigkeit? Obst, Gemüse und Normalgewicht? Es gibt keine gesicherten Daten, die auch nur annähernd eine Warnung vor Fast Food oder eine Empfehlung pro Gemüse rechtfertigen – geschweige denn konkrete Mengen. Und selbst wenn diese Korrelationen vorliegen würden, wäre das noch immer kein Ursache-Wirkungs-Beleg. Denn zahlreiche andere Lebensstilfaktoren können beispielsweise für kindliche Adipositas verantwortlich sein: Gene, Stress, Angst, Schlafmangel, Übermüdung, Frust, Mobbing, Stoffwechselstörungen, Krankheiten, Medikamente, Emotional Eating (ohne Hunger, um die Seele zu füttern und trösten) usw. Und diese Gründe sind es meist auch, die im individuell-komplexen Wechselspiel zu Übergewicht führen – nicht aber der Cheeseburger oder der Schokoriegel.

E2 – AN DEN „HIGHLANDER"-SPRUCH DENKEN

Der Rat an alle Eltern und Ernährungsverantwortliche kann daher nur lauten: Machen Sie sich keine Gedanken, wenn die Kinder nicht das essen, was missionarische Ernährungsapostel fordern, sondern freuen Sie sich, wenn Ihr Kind Lust auf sein Essen hat und ein gesundes Körpergefühl für Hunger und Sättigung entwickelt. Gerade Letztgenanntes kann dazu beitragen, die Kinder davor zu schützen, dass sie frühzeitig Essstörungen entwickeln. Wenn Sie sich also jetzt noch einmal fragen, woran Sie sich als treusorgender Elternteil orientieren sollten, wenn niemand nichts Genaues weiß, wie gesunde Kinderernährung aussehen soll, folgen Sie meinem Rat und denken Sie ganz einfach an den „Highlander"-Spruch: Es kann nur einen geben ... wir vervollständigen: Es kann nur einen geben, der das weiß ...

E3 – KINDER WISSEN, WAS GESUND FÜR SIE IST!

Kinder haben uns Erwachsenen etwas Entscheidendes voraus: Ihr Ess-Instinkt wurde noch nicht von pseudowissenschaftlicher Ernährungspropaganda verdorben. Aus diesem Grund vertrauen Kinder voll und ganz auf ihren Körper, der ihnen intuitiv sagt, was gutes Essen ist und was er nicht will – und zwar aus biologisch-physiologischen Gründen, nicht aus ideologischen. **Gesund ist das, was die Kinder gerne und mit Genuss essen.** Sendet das Körperfeedback positive Signale wie „lecker, das schmeckt, ich fühle mich gut", dann haben die Eltern genau das richtige, kindergesunde Essen serviert. Alles, was Kindern jedoch nicht schmeckt, kann aus evolutionsbiologischen Gründen nicht gesund sein – denn ihr sensibler, heranwachsender Körper lehnt es ab. Und darauf sollten auch Sie als Eltern hören, zum Wohl der Kinder.

E4 – DIE „4V": VIELFALT, VERFÜGBARKEIT, VORLEBEN, VERSTÄNDNIS

Als Eltern bestimmen Sie, was auf den Tisch kommt – aber die Kinder bestimmen, was in den Mund kommt. Geben Sie den Kindern Mitbestimmungsrechte beim „was" und lassen Sie sie dann selbst entscheiden, wie viel sie sich wovon auf den Teller legen. Bieten Sie stets Neues zum Probieren an **(Vielfalt, Verfügbarkeit)**, und fördern Sie die Genussfähigkeit Ihres Kindes, indem Sie ihm am Tisch live zeigen, wie genussvoll essen sein kann **(Vorleben)**. Haben Sie weiter Geduld und **Verständnis**, denn auf einem Kinderteller bleibt meistens etwas übrig, weil Heranwachsende noch kein ausgereiftes Gefühl für die richtige Menge entwickelt haben. Binden Sie die Kinder darüber hinaus in die Vor- und Zubereitung der Mahlzeiten mit ein – lassen Sie sie mitschnippeln und/oder mitkochen. Zu erleben, wie sich Lebensmittel von der „Urform" in ein leckeres Gericht „transformieren", fördert die gesunde Beziehung der Kinder zum Essen.

E5 – WER HAT ANGST VORM „PICKY EATER"? NIEMAND!

Entsprechend ihren Entwicklungsphasen durchleben Kinder auch sehr spezielle Essphasen. Es kann sein, dass sie wochen- oder gar monatelang fast immer nur eine sehr begrenzte Auswahl an Lieblingsspeisen essen, die sie gut kennen. „Hilfe, meine Tochter will seit Tagen nur noch Spaghetti mit Parmesan!" „Ja, und mein Sohn isst ausschließlich Reis mit Fischstäbchen, sonst nichts dazu!" Kein Grund zur Sorge, ihr Kind is(s)t normal, das gehört zum Heranwachsen dazu: Die Wissenschaft nennt es die „Picky Eater"-Phase, kulinarische „Neophobie" oder „selektives Essverhalten" – hier dominiert evolutionsbiologisch der „skeptische Sicherheitsaspekt". Der Körper weiß, welche Nährstoffe zum Wachsen und Gedeihen das bekannte und akzeptierte Essen liefert, und er will in dieser Phase keine Experimente mit neuer, unbekannter Nahrung wagen. In der Regel können Eltern in dieser Zeit entspannt bleiben und ihren Sprösslingen unbesorgt so lange ihre Lieblingsspeisen servieren, bis sie von sich aus wieder nach Neuem fragen (denn ewig wird kein Kind das Gleiche essen, da können Sie sicher sein). Diese Phase einseitiger Ernährung kann wiederum vom genauen Gegenteil abgelöst werden: der Experimentierphase.

E6 – AUF KULINARISCHE ENTDECKUNGSREISE GEHEN

Hier will das Kind Neues entdecken, die juvenile Biologie vergrößert ihr Jagdrevier und erweitert so ihr Nahrungsspektrum. Aufmerksame Eltern sollten diesen Erkundungsdrang fördern, indem sie den Nachwuchs neugierig machen auf unbekannte Lebensmittel und neue Geschmäcker, indem sie für Vielfalt und Abwechslung auf Tisch und Teller sorgen und den Genuss vorleben (sieh „4V"). Je mehr ein Kind probieren kann und will, desto besser. Ja, dazu gehören natürlich auch unbekannte Gemüse, warum auch nicht. Nur eines sollte selbstverständlich sein: Wenn es dem Kind nach dem freiwilligen Probieren (wichtig!) nicht schmeckt, ist die Forderung „das muss gegessen werden" tabu. Denn egal, wie häufig man auch liest, wie supergesund doch Brokkoli, Spinat & Co. für die lieben Kleinen seien: Schmeckt es den Kindern nicht, so verbannen Sie es vom Teller. Auch die stets gutgemeinten Tipps ganz besonders gewiefter Ernährungsexperten, wie man den Kids das ungeliebte Gemüse durch verspielte Verarbeitung „unterjubelt", gehören in den Biomüll – denn sie ändern nichts daran, dass dem kleinen Körper etwas eingetrichtert werden soll, das ihm physiologische Probleme bereiten kann. Eines der Highlights zur kindlichen Zwangsernährung: „Wenn Kinder Gemüse strikt verweigern, holen Sie den Pürierstab raus: Pürieren Sie das Gemüse und mischen Sie es unter die Speisen." Das Kind isst es nicht und es soll ihm „heimlich unterpüriert" werden? Was soll das? Oder dieser „Spitzen-Tipp" hier: „Überhaupt eignen sich Soßen gut, um Gemüse püriert unterzumischen – so merkt der Nachwuchs nicht einmal, dass er Gemüse isst." Kein Kommentar. Ist schwer. Aber besser.

E7 – KINDER BRAUCHEN LECKERE ENERGIE!

„Lecker" ist das bessere „gesund". Kinderkörper benötigen zur biologischen Weiterentwicklung keine „sekundären Pflanzenstoffe, viele gesunde Ballaststoffe und Rohkost zur (fiktiven) Krankheitsprävention"! Nein, was sie primär brauchen, ist Energie. Powerfood, das gesundes, ungestörtes Wachstum ermöglicht: Eiweiß, Fett und Kohlenhydrate. Daher präferieren die kleinen Racker energiereiche Lebensmittel, die – ganz wichtig – sowohl leicht und gut verdaulich sind, als auch schnell und viel Energie liefern. Und so verwundert es nicht, dass bei Umfragen immer Pommes, Pizza, Spaghetti und Schnitzel die kinderkulinarische Hitparade anführen. Obst und Gemüse? Interessiert nur am Rande respektive wird verschmäht. Schon das Wörtchen „gesund" erzeugt bei vielen Kindern eine Abwehrhaltung.

E8 – KEINE DIÄTEN!

Halten Sie Ihr Kind von gängigen Abspeckkuren fern. Diäten gelten als Einstiegsdroge in Essstörungen; je früher damit begonnen wird, desto gefährlicher. Diäten können das natürlich gesunde, das intuitive Essverhalten von Kindern schon früh zerstören – und das hat negative

Auswirkungen auf den gesamten langen Rest des Lebens. Dünner wird Ihr Kind auch nicht, denn Diäten machen eher dick als schlank (JoJo lässt grüßen)!

Nur so am Rande erwähnt, weil manch eine Mutter auch gerne mal Diät macht – die kioliefernden Kollateralschäden von Diäten gelten selbstverständlich auch für Erwachsene: So bestätigte Ende 2012 eine repräsentative, deutsche Umfrage der Gesellschaft für Konsumforschung (GfK), was die Wissenschaft schon lange weiß, die Diätindustrie aber zum Eigenschutz konsequent verschweigt: 73 Prozent der diäterprobten Frauen waren nur ein Jahr nach der Diät entweder schwerer oder genauso schwer wie vor der Hungerkur[1]. Diese repräsentative Frauenbefragung untermauert die Erkenntnis zahlreicher internationaler und deutscher Wissenschaftler. Beispielsweise konstatierte der bis 2016 amtierende Präsident der Deutschen Gesellschaft für Ernährung (DGE), Prof. Dr. Helmut Heseker: „Wir wissen, dass 80 bis 90 Prozent aller Gewichtsreduktionsprogramme keinen Erfolg bringen." Ganz im Gegenteil: „Oft sind die Teilnehmer am Ende sogar schwerer als vorher", erklärte Heseker bereits Anfang 2012[2]. Und Professor Andreas Pfeiffer, Charité Berlin und Deutsches Institut für Ernährungsforschung (DIfE), bekräftigte diese Erkenntnis nur ein Jahr später: „90 Prozent nehmen nach Ende der Diät wieder zu."[3] So sehen das auch die Schweizer Ernährungswissenschaftler Professor Abdul Dulloo und Professor Jean-Pierre Montani, Universität Fribourg: „In der Regel haben die Menschen die verlorenen Kilos bald wieder drauf." Nach spätestens einem Jahr habe man ein bis zwei Drittel des ursprünglich verlorenen Gewichts wieder auf den Rippen, nach fünf Jahren den Rest. „Ein Drittel der Menschen, die doch eigentlich abnehmen wollten, trifft es besonders schwer: Sie wiegen hinterher sogar mehr als zu Beginn ihrer Diätbemühungen."[4]

Ebenso ernüchternd waren die Ergebnisse einer großen Übersichtsstudie Mitte 2015, erschienen in *The American Journal of Public Health*[5]: Die Forscher analysierten die Daten von 77.000 fettleibigen Frauen und 100.000 adipösen Männern, die mittels diverser Abnehmprogramme ihr Übergewicht reduzieren wollten. Bis zu neun Jahre nach der Diät sah die Erfolgsbilanz mehr als mager aus: Nur 0,8 Prozent der Frauen erreichten Normalgewicht. Bei den Männern lag die Quote sogar nur unter einem halben Prozent (0,47 Prozent). Wie ihre deutschen Kollegen ziehen auch diese Autoren das klare Fazit: Gängige Abnehmprogramme und Diäten sind unwirksam. Zahlreiche aktuelle Studien in namhaften medizinischen Fachjournals bestätigen dies [6, 7, 8].

E9 – „ERNÄHRUNGSSTASI", FINGER WEG VON DER BROTBOX!

Mit dem Wissen von E1 bis E8 drängt sich die Frage auf: Warum lassen umtriebige Ernährungsfunktionäre die Kinder nicht einfach essen, was sie wollen und was ihnen schmeckt, sondern versuchen ihnen mit obsessivem Übereifer die frei erfundene Gesundkost einzuverleiben? Warum unterzieht die schulische Ernährungsstasi leckere Pausenbrote einem völlig willkürlichen Gesundheitscheck? Wieso schicken Kita-Betreuerinnen böse Briefe, das „ungesunde Nutellabrötchen" dürfe nicht mehr als Frühstück mitgegeben werden? Die Antwort lautet: Man muss ja was machen! Es wird einfach so getan, als wisse man, was gesunde Kinderernährung sei. Auch wenn man nichts weiß. Und am Ende der „Nahrungskette" der Empfehler fehlt dann meist genau dieses Wissen zum Nichtwissen, d. h. bei Schulleiter und Kita-Betreuenden sieht es oft so aus: Sie maßregeln entweder, weil sie den Ernährungsempfehlungen offizieller Staatsorgane vertrauen, oder weil sie es einfach nur glauben wollen, denn „mit einem Ernährungs-Leitfaden fühle ich mich sicher, da kann ich mich drauf berufen und mache nichts falsch". Vielleicht sind es aber auch einfach nur Drachen, die Spaß am Drangsalieren haben. Merkwürdig: Fast alles, was Kindern gut schmeckt, soll schlecht sein, hingegen all das, was die Kleinen nicht essen mögen, muss aus Gesundheitsgründen verzehrt werden. Ist das (bio-)logisch plausibel? Nein, das grenzt an entmündigend-paradoxe Ernährungsdiktatur.

Klar ist: Wo kein Wissen, da auch kein Weg in die Brotbox. Lassen Sie sich also nicht von Nichtwissern und Möchtegern-Ernährungsexperten vorschreiben, wie Sie Ihr Kind zu ernähren haben.

E10 – ZIEHEN SIE DEN NACHFRAGE-JOKER!

Fragen Sie stattdessen bei „bösen Briefen" und ernährungsapostolisch anmutenden Diskussionen ganz freundlich nach wissenschaftlichen Beweisen, dass beispielsweise ein Nutellabrötchen Kinder dick mache, Zucker ungesund und Wurst gefährlich sei. Und erweitern Sie die Frage (nach Lektüre dieses Buchs) um folgenden, fachlich versierten Hinweis: „Bitte liefern Sie mir keine vagen Korrelationen aus Beobachtungsstudien, sondern Kausalitäten (Ursache-Wirkungs-Belege)." Es wird sicher spannend, was dann kommt ... real existierende Daten können es nicht sein, denn Sie wissen ja jetzt (siehe E1): Es gibt keine Beweise für gesunde Kinderernährung.

E11 – DAS FAZIT

Die Kinder sollten sich 1. auf die Mahlzeiten freuen, wenn und weil sie hungrig sind.

Sie sollten es sich 2. so richtig gut schmecken lassen (bis sie satt sind), auch weil die Eltern Genussfähigkeit und Vielfalt vorleben und fördern.

Und 3. lautet die gute Botschaft für Mütter und Väter (und Omas und Opas sowieso): Bleiben Sie entspannt und machen Sie sich keine Gedanken, wenn das Kind **nicht** nach den willkürlich in die Welt gesetzten Regeln zu gesunder Ernährung essen will, sondern so, wie es ihm gefällt, denn: **Jedes Kind is(s)t anders!**

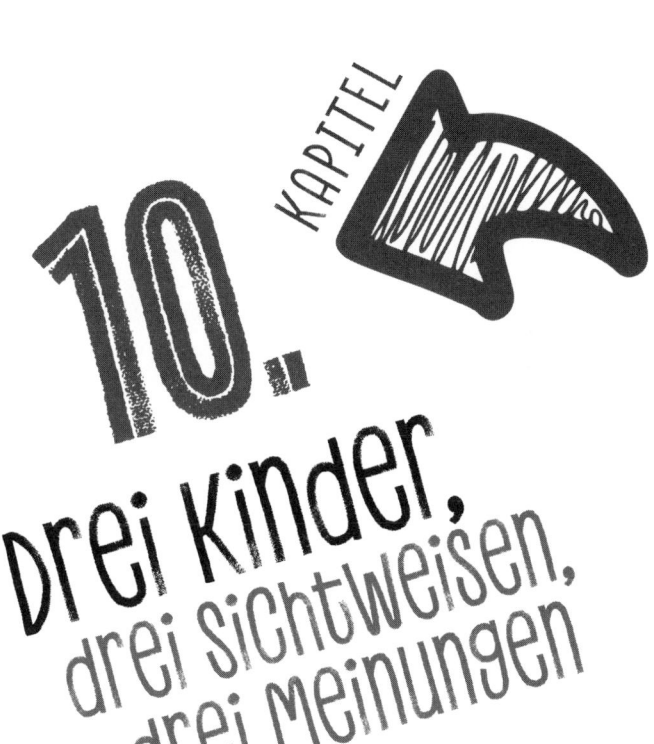

10. KAPITEL

Drei Kinder, drei Sichtweisen, drei Meinungen

Zur Verdeutlichung der unterschiedlichen Sichtweisen auf die individuelle Relevanz von Ernährung folgen nun drei fiktive, aber realitätsnahe Beispiele, um die unterschiedliche Wahrnehmung von Süßigkeiten in drei verschiedenen Kinderleben zu zeigen – und so zum kritischen Nachdenken anzuregen.

Alex Eins ist 9 Jahre, kerngesund, normal groß und durchschnittlich schwer für sein Alter, ihm geht es wunderbar, er fühlt sich wohl, ist zufrieden und glücklich mit seinem Leben. Wie 88 Prozent aller Kinder der KiGGS-Studie des Robert Koch-Instituts verteilt auch er eine „sehr gut" oder „gut" für seinen Gesundheitsstatus. Des Weiteren ist er ein durchschnittlich guter Schüler, der keinerlei Probleme in der Schule hat. Mit seinem besten Freund spielt er oft draußen an der frischen Luft. Alex erweckt in keiner Weise den Anschein, dass es ihm schlecht ginge. Er isst normal und zeigt keine Anzeichen problematischen Essverhaltens. Eines jedoch wurmt seine Eltern: Der kleine Alex liebt Süßigkeiten – besonders Gummibärchen in allen Farben und Formen sind in „großer Gefahr", wenn sie sich in seiner Sicht- und Reichweite aufhalten. Eine Tüte am Tag verschwindet da schon mal in Alex' Bäuchlein. Nun stellt sich seinen grübelnden Eltern die Frage: Warum sollte ihr Kind weniger Süßigkeiten essen, wenn es keinerlei Anzeichen irgendwelcher Probleme gibt, die auch nur ansatzweise in Zusammenhang mit seinem Essverhalten stehen? Ist es vielleicht diese diffuse „Furcht vor Süßkram", die aufgrund der omnipräsenten pseudowissenschaftlichen Ernährungspropaganda tief in den Köpfen der Eltern verwurzelt wurde? Haben sie also ein schlechtes Gewissen aufgrund schlechtem Wissen, dass ihre Synapsen malträtiert? Sie denken wahrscheinlich in ihrer „postfaktischen Filterblase", dass Alex zu viele Gummibärchen schaden könnten. Doch gibt es keinen real existierenden „Schaden", es ist auch keiner ad hoc absehbar.

Was würden Sie anstelle von Alex' Eltern machen? Würden Sie Alex Gummibärchen essen lassen, wie viel und wann er will, ihm also die Entscheidung überlassen? Oder würden auch Sie sich den Kopf zerbrechen über fiktive Probleme, für die es keinen einzigen wissenschaftlichen Beweis gibt? Erzeugt man mit einem restriktiven Verhalten – „Iss nicht so viele Gummibärchen!" – vielleicht gar eher ein Problem bei Alex, der aufgrund der Warnungen und Mahnungen der Eltern anfängt, sich unnötig Gedanken über „dickmachende und ungesunde" Gummibärchen zu machen? Welchen „familienrelevanten" Stellenwert sollte den Gummibärchen in diesem Fall überhaupt zugestanden werden? Vielleicht besser gar keiner?

Im Gegensatz zu Alex sieht es bei **Anna Zwei**, 14 Jahre, nicht so rosig aus. Sie ist im Vergleich zu ihrer „Peer Group" zwar nicht viel, aber doch ein wenig pummeliger – und das lassen sie die gertenschlanken Mädchen aus ihrer Klasse auch immer wieder spüren. Kindermobbing kann grausam sein, das ist hinlänglich bekannt (und manch ein Leser erinnert sich vielleicht an die eigene Kindheit, sei es als Mobber oder Gemobbter). Anna geht es dementsprechend auch nicht so gut, bis hin zu merklich schlecht. Sie zieht sich immer öfter in ihr Zimmer zurück, verbringt die Zeit mit Online-Spielen und -Chats am PC und will sich nur noch selten mit ihren Altersgenossinnen treffen. Die Eltern haben die vage Befürchtung, dass bei Anna seelisch-psychische Probleme vorliegen könnten, weil sie ahnen, dass sie in der Schule und im Freundeskreis wegen ihrer „Speckröllchen" gehänselt und zurückgewiesen wird. Hinzu kommt: Auch die erste Liebe ihres Lebens hat

Annas Annäherungsversuche krass abgeschmettert – das hat gesessen. Und so sitzt die Vierzehnjährige völlig „down" am PC – und futtert und füttert ihr noch junges, geschundenes Seelchen mit Schokolade. Sie sucht Trost im kompensatorischen Essen, dem Emotional Eating – Essen ohne echten körperlichen Hunger, dafür mit seelischem Appetit, um die Psyche zu beruhigen. Ein Teufelskreis, der Anna noch dicker werden lässt. Als die Eltern die vielen leeren Schokoladenpackungen in ihrem Zimmer finden, gibt es Stress: „Iss nicht so viel Schokolade, das setzt doch alles an! Und leisten kannst Du es Dir nicht gerade ..." Autsch, auch das hat gesessen.

Natürlich sollte Anna ihre Traurigkeit nicht mit Schokolade betäuben – denn das löst keine Probleme. Aber die Schokolade ist auch nicht „schuld" an irgendwas – sie ist einfach nur Mittel zum Zweck, und zwar ein zweckentfremdetes „Seelentrösterwerkzeug". Nimmt man Anna die Schokolade weg, wie kompensiert sie ihren Seelenschmerz dann? Ritzen, Essstörung? Klar ist: Die Schokolade wird bei diesem Beispiel von den Eltern zum Sündenbock gemacht – einfach, weil es einfach ist.

Annas „Röllchen-Problemchen" hätte ich mal gerne", dächte sich wohl **Anton Drei**, 12 Jahre, wenn er das Mädchen kennen würde; denn er gehört zur Minderheit der adipösen, also richtig dicken Kinder. „Schwabbel", „Antonne" und „Walross" sind noch die humaneren Hänseleien seiner Mitschüler. Da muss er durch. So spielt das Leben eben – oder besser die Vererbungslotterie, denn Antons Körpergewicht ist wie bei allen Menschen zu schätzungsweise 70 bis 80 Prozent genetisch determiniert. Ergo: Die Gene spielen die erste Geige im Konzert des Körpergewichts. Und das Erbgut hütet sein biologisches Wunschgewicht („Setpoint") wie ein Wachhund sein Revier! Genauso wenig, wie sich aus einem Bernhardiner ein Windhund machen lässt, wird Anton „mit gesunder Ernährung und Bewegung" eines dieser schlanken, sportlichen Kids (die im Übrigen essen können, was sie wollen und „kein Gramm zunehmen – wie ungerecht!"). Die mickrigen Erfolgsquötchen juveniler Abspeckkuren sind Ihnen aus Kapitel 5 bekannt.

Anton hat aber nicht nur dieses „fette Problem" – er isst wie jedes Kind natürlich auch gerne Süßigkeiten. Aber wehe, das sieht einer, dann heißt es gleich: „Kein Wunder, Anton, dass Du so dick bist, iss mal lieber nicht so viel Süßkram." Dabei isst Anton gar nicht viel, sondern nur mal ein kleines Snickers am Tag oder so. Aber „die Welt da draußen" ist nun mal krass konditioniert, sodass sie sofort eine kausale Beziehung sieht (und oft auch einfach sehen will) – und sich in ihren Vorurteilen „Kind schnuggelt viel = Kind fett" bestätigt sieht. Es ist ja auch so schön leicht, in derartigen Schubladen zu denken. Dabei existiert **kein einziger Beweis**, dass Süßigkeiten einen generellen Beitrag zu Übergewicht leisten beziehungsweise einen individuellen zu Antons natürlichem, eben sehr fülligen Körpergewicht oder ihn gar noch schwerer machen, als die Natur (seiner Gene) es für Anton vorgesehen hat. Ähnlich wie bei Anna kann jedoch auch bei Anton eine meist aus Hilflosigkeit geborene „Schnuggel-Restriktion" dazu führen, dass er weitere Probleme bekommt, wenn er sich die paar Snickers auch noch verkneifen soll. Was aber sollen die Eltern machen? Schweres Kind, schwere Frage. Keine echte Antwort. Aber eins ist klar: Snickers wegnehmen bringt nichts.

Sicher sind die drei Beispiele vom unterschiedlichen Stellenwert der Süßigkeiten in Antons, Alex' und Annas Leben unvollständig, einfach gestrickt und „a bisserl arg rudimentär". Alles richtig. Bestimmt lassen sich mit diesen wenigen konstruierten Angaben auch Fehler in der „Kausalkette" finden. Aber es geht dabei nicht um vollumfängliche Korrektheit, sondern darum, die Sinne für das Wesentliche zu schärfen: Fokussieren Sie sich nicht auf Süßigkeiten, Fast Food oder andere, vermeintlich „böse Lebensmittel", die Ihr Kind „dick oder krank" machen sollen – denn dann blubbern Sie in der postfaktischen Filterblase ihres eigenen „ernährungspropagandistisch vergifteten" Hirnwassers (verzeihen Sie mir die radikale Ausdrucksweise!). Es gibt dieses „böse Kinderfutter" nicht. Konzentrieren Sie sich stattdessen auf Ihr Kind als eigenständiges Wesen, auf seine ganz individuellen Bedürfnisse, kümmern Sie sich um seine emotionale und körperliche Verfassung, schauen Sie hinter die Fassade und eruieren Sie echte, wahre Ursachen, um im Fall des Falles die Probleme an der Wurzel zu packen – das ist es, was zählt; auch wenn Süßkram-Bashing manchmal einfach leichter ist, als den Tatsachen direkt ins Auge zu blicken.

ZU VIEL! ZU VIEL?

Ein beliebtes Argument zur weiteren Diskreditierung angeblich ungesunder Lebensmittel lautet: „Ja, aber zu viele Süßigkeiten und zu viel Fast Food sind definitiv ungesund und machen dick!" Da ist was dran, keine Frage. Egal wovon, zu viel ist ungesund und macht Probleme. Zu viele Äpfel, zu viel Milch, zu viele Ballaststoffe, zu viel Brokkoli, zu viel Rohkost, zu viel Orangensaft. Nur weiß niemand, wovon zu viel für wen zu viel ist. Beispielsweise bekommen Menschen mit sensiblen Verdauungsorganen von zu vielen „übergesunden" Ballaststoffen Blähungen, Krämpfe und Schmerzen bis hin zu Reizdarmsymptomen. Andere futtern davon Massen, ohne dass ein Pups entweicht. Das Argument „zu viel" als allgemeines Kriterium taugt nichts. Es ist reine Polemik, wenn Kritikern und Grantlern nichts Valides einfällt. Denn auch und besonders die verträglichen Mengen von Nahrungsmitteln obliegen absolut der individuellen Toleranzschwelle – bei Erwachsenen genauso wie bei Kindern und Jugendlichen.

Ein kleiner Tipp: Sobald sich der „kleine Quengler" im Hinterkopf meldet und Ihnen ein schlechtes Gefühl und Gewissen wegen „gesunder Ernährung und so" ins Hirn pflanzt, fragen Sie sich: Was ist dran an seiner Warnung? Existieren Beweise? Was sagt der „gesunde" Menschenverstand dazu? Welche Mechanismen in meinem Kopf sind für die „kulinarische Alarmbereitschaft" verantwortlich? Die Antworten müssen Sie selbst finden – dieses Buch kann dazu hoffentlich einen nützlichen Beitrag liefern.

Wussten Sie übrigens, dass Angaben der Welthungerhilfe zufolge weltweit **795 Millionen** Menschen nicht genug zu essen haben und alle

zehn Sekunden ein Kind an den Folgen von Mangel- und Unterernährung stirbt? Und das Hunderttausende Kinder auch in der Bundesrepublik schlicht und ergreifend nicht genug zu essen bekommen? In diesem Licht scheinen alle Aufregungen und Kontroversen zu „gesunder" Ernährung erst einmal als Luxusproblem. Das sollten wir nicht aus den Augen verlieren.

Definitiv sind hierzulande jedenfalls keine Fälle bekannt, dass ein Kind aufgrund des Verzehrs von Fast Food, Pizza, Süßigkeiten, Limonade oder anderen, willkürlich als ungesund eingestuften Lebensmitteln irgendeinen Mangel, eine Krankheit oder gar reale körperliche Schäden erlitt, geschweige denn starb (mit Ausnahme „ersatzreligiös" vegan ernährter Kinder, siehe Kapitel 7. Ein außergewöhnlich krasser Fall ereignete sich Anfang 2017 im belgischen Beveren: Ein vegan ernährtes Baby starb im Alter von nur sieben Monaten; die Eltern bekamen sechs Monate Haft auf Bewährung).

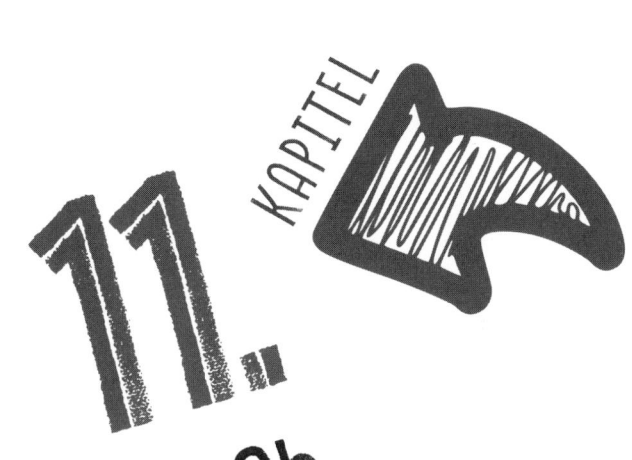

11. KAPITEL

Eins noch ...
schwangere, Babys und postpartale Kilos

Obgleich dieses Buch weder ein Ratgeber für Schwangerenkost (gerade werdende Mütter können und sollen am besten essen, was sie wollen), Babybreie oder Kleinstkinder-Ernährung ist, sondern erst dann „einsetzt", wenn die Kinder Zähne haben, bereits normal essen und reden können, sei aus einer Pressemeldung des „Netzwerk Junge Familie" (eine Initiative des Bundesministeriums für Ernährung und Landwirtschaft) zitiert – denn die folgenden Zeilen sind begrüßens- und wissenswert zugleich für alle Eltern, deren Kinder sich noch im Säuglingsalter befinden. Einiges davon kennen Sie bereits aus diesem Buch:

„Die Förderung der kindlichen Selbstregulation sowie einer frühen Geschmacksvielfalt unterstützen langfristig die Etablierung eines gesunden Essverhaltens. Essenlernen heißt für Säuglinge in den ersten zwölf Monaten vor allem, einen **Hunger- und Sättigungsrhythmus** zu entwickeln. Über verschiedene Signale (z. B. durch Blickverhalten, Gesichtsausdruck, Körperhaltung, mit Worten oder Lauten) teilt der Säugling den Eltern Hunger und Sättigung mit. Bei diesem, unter „Responsive Feeding" bekannten wechselseitigen Prozess zwischen Eltern und Kind, sollten Eltern die **Signale des Kindes wahrnehmen**, richtig interpretieren und entsprechend reagieren. In diesem Prozess sorgen Eltern für ein angemessenes Nahrungsangebot – jedoch **entscheidet das Kind selbst**, was und wie viel es trinkt und isst.

Ablenkungen während des Essens sollten vermieden werden, genauso wenig sollten Säuglinge zum Essen gedrängt oder damit beruhigt werden. Wenn das Kind die Mahlzeit ablehnt oder sie früher abbricht, genügen 1-2 Versuche, das Kind zum Essen zu ermutigen. Die Wahrnehmung dieser Hunger- und Sättigungssignale hilft, einer Überfütterung und potentiell übermäßiger Gewichtszunahme vorzubeugen. Darüber hinaus sollte Säuglingen die Möglichkeit gegeben werden, **neue Lebensmittel zu entdecken und physiologisch mit allen Sinnen** (Seh-, Tast-, Geruch-, Gehör- und Geschmackssinn) zu erfahren. Geschmacksvorlieben bilden sich durch wiederholtes Probieren. Führen Eltern neue Lebensmittel oder Speisen ein, sollten sie dem Säugling mehrmals ohne Zwang und mit Geduld angeboten werden. Die neuen Lebensmittel sollten in Auswahl und Textur auf die psychomotorische Entwicklung des Säuglings abgestimmt sein. Lehnt das Kind diese neuen Lebensmittel ab, sollten sie zu einem späteren Zeitpunkt wieder angeboten werden. Entscheidend ist der schrittweise Aufbau einer **abwechslungsreichen Ernährung**, denn frühkindliche Geschmackserfahrungen können sich auf spätere Geschmacks- und Lebensmittelpräferenzen auswirken.

Eine entspannte und angenehme Atmosphäre beim Essen kann die Entwicklung des Ernährungsverhaltens positiv beeinflussen. Während der gemeinsamen Mahlzeiten werden nicht nur die physiologischen Bedürfnisse der Nahrungsaufnahme erfüllt, sondern auch das Bedürfnis nach Nähe, Geborgenheit und Zuwendung im Sinne einer sozialen Interaktion. Durch den Ritualcharakter regelmäßiger Mahlzeiten wird das kindliche Sicherheitsbedürfnis gestillt, Strukturen geschaffen und Verlässlichkeit erzeugt. Auf diese Weise kann das Kind lernen, dass es Zeiten zum Essen/Trinken und Zeiten für andere Aktivitäten wie Spielen, Krabbeln, Kuscheln, Nach-draußen-Gehen gibt."[1]

Ebenfalls begrüßenswert ist, dass auch in Sachen Beikost das Kind und seine Bedürfnisse in den Mittelpunkt gestellt werden: „Eltern sollten den Zeitpunkt für die Einführung der Beikost von den **Signalen des Kindes** abhängig machen, d. h. von seiner Essfähigkeit, seinem Gedeihen und seinem Interesse für Beikost. Diese Reifezeichen weisen auf einen günstigen Zeitpunkt für den Beikost-Start hin:

➤ Das Baby kann mit Hilfe aufrecht sitzen und den Kopf selbstständig halten.

➤ Es interessiert sich dafür, was Eltern, Geschwister und andere Personen essen.

➤ Es verlangt nach dem, was andere essen.

➤ Es öffnet den Mund, wenn der Löffel kommt.

➤ Es drückt den Brei nicht mehr mit der Zunge aus dem Mund.

Eltern brauchen nicht ständig auszutesten, ob ihr Kind bereits Brei möchte. „Das Zeitfenster von rund 60 Tagen (frühestens mit Beginn des fünften und spätestens mit Beginn des siebten Lebensmonats) gibt ihnen die Möglichkeit, gelassen abzuwarten, bis ihr Kind von sich aus die Bereitschaft für feste Nahrung zeigt", erklärt Maria Flothkötter, Leiterin des Netzwerks „Gesund ins Leben"[2].

Und wo wir gerade dabei sind, nachfolgend noch zwei ausgewählte Expertenstatements zum kontrovers diskutierten Thema „Lebensmittel in den ersten Lebensjahren weglassen, um Allergien vorzubeugen". Kurzum: Auch dieser Mythos ist gegessen ...

Professor Dr. med. Roger Lauener, Facharzt für Kinder- und Jugendmedizin sowie für Allergologie und Immunologie am Ostschweizer Kinderspital in St. Gallen, wird in der NZZ wie folgt zitiert: „Man rate dazu, die Kinder im ersten Lebensjahr möglichst vielseitig zu ernähren. Mehrere Studien hätten gezeigt, dass dadurch nicht nur das Risiko für Lebensmittelallergien gesenkt werden könne. Vielseitig ernährte Kinder litten auch seltener unter Asthma und Neurodermitis."[3]

Auch der deutsche Kindergastroenterologe **Prof. Dr. Jobst Henker vom Kinderzentrum Dresden-Friedrichstadt** rät in der Sächsischen Zeitung davon ab, aus Angst, das Kind könnte eine Allergie entwickeln, auf bestimmte Nahrungsmittel zu verzichten. Er hält nichts davon, dem

Kind im ersten Lebensjahr Kuhmilch, Weizenprodukte oder Fisch vorzuenthalten, „denn es schützt nicht vor der Entwicklung einer Allergie. Die Annahme, dass sich Allergien entwickeln, wenn diese Nahrungsmittel innerhalb des ersten Lebensjahres verzehrt werden, ist wissenschaftlich nicht belegt. Sie ist vom Tisch."[4]

Abschließend muss nicht noch erwähnt werden, dass unzweifelhaft und mit überwältigendem Konsens in der Fachwelt klar ist, dass es bis zum sechsten Lebensmonat natürlich nur ein **weltbestes Nahrungsmittel** für Säuglinge gibt: **Muttermilch**. Oder? OK, überlassen wir dazu der Bundeszentrale für gesundheitliche Aufklärung (BZgA) anlässlich der Weltstillwoche 2016 das letzte Wort:

„Stillen stärkt die emotionale Bindung zwischen Mutter und Kind. Vor allem in den ersten Lebensmonaten, wenn das Kind noch einen besonders engen körperlichen Kontakt braucht, erfährt es beim Stillen hautnah die Wärme der Mutter und kann sich sicher und geborgen fühlen. Auch bei Müttern löst das Stillen und die damit verbundene Nähe in der Regel ein großes Glücksgefühl aus, das ihnen hilft, die oft Kräfte zehrenden, anstrengenden ersten Monate leichter zu überwinden. Muttermilch hat alle wichtigen Nährstoffe in der richtigen Qualität und Menge, die ein Säugling für sein gesundes Gedeihen braucht. Sie enthält besondere Abwehr- und Schutzstoffe, die ein Kind vor Krankheiten schützen und verhindert, dass das Baby überernährt wird. Sie ist zu jeder Zeit und an jedem Ort verfügbar, hat immer die richtige Temperatur, ist hygienisch einwandfrei – und ist kostenlos."[5]

BREAKING NEWS AUS DEM KREISSAAL: Einer multinationalen Studie der Weltgesundheitsorganisation WHO unter Beteiligung von Wissenschaftlern des Universitätsklinikums Hamburg-Eppendorf (UKE) aus 2017 zufolge sind deutsche „frisch geborene" Babys die zweitschwersten in den hier untersuchten Ländern. Die Studie, die 1.387 gesunde Frauen mit risikoarmen Schwangerschaften umfasste, war eine Zusammenarbeit der WHO (Department for Human Reproductive Health) mit Forschern aus zehn Ländern (Argentinien, Brasilien, Demokratische Republik Kongo, Dänemark, Ägypten, Frankreich, Deutschland, Indien, Norwegen und Thailand). Die deutschen Wonneproppen wogen im Durchschnitt 3.480 Gramm. Norwegische Mütter brachten mit durchschnittlich 3.575 Gramm die schwersten, indische mit 2.975 Gramm die leichtesten Babys zur Welt. Die Unterschiede sind nicht auf die jeweiligen sozioökonomischen Verhältnisse zurückzuführen, alle werdenden Mütter lebten in einem vergleichbar guten Umfeld. „Eine Schätzung des fetalen Gewichts ist wichtig, da ein geringes Geburtsgewicht mit einer höheren Sterblichkeit in der Geburtsphase, häufigeren Erkrankungen in der Kindheit und längerfristigen gesundheitlichen Risiken als Erwachsener verbunden ist", erläuterte Dr. Anke Diemert, Oberärztin in der UKE-Geburtsklinik [6, 7]. Ergo kann auch diesbezüglich konstatiert werden: In puncto Geburtsgewicht ist hierzulande mit „Platz 2 im Global WHO-Ranking" alles im grünen Bereich.

„SCHLANKLUST" KURZ NACH DER GEBURT?

So erfreulich schwere Wonneproppen auch sein mögen, so unerwünscht sind die „schweren Nachwehen" in Form störender Schwangerschaftskilos. Besonders spannend sind daher folgende Studienergebnisse aus 2017 für alle Frauen im „Stadium postpartum" – also „kurz nach der Geburt". Die dann angestrebte „postpartale" Gewichtsreduktion ist de facto eine große Herausforderung für viele Frauen. Für die Mehrheit der frischgebackenen Mamas stellt sich logischerweise die Frage: Wie bekomme ich die unschönen und (nun) überflüssigen Schwangerschaftskilos schnell wieder runter? Natürlich stehen die geldgierigen Diätgurus postwendend mit ihren postfaktischen „Best of Abspecktipps" auf der Matte, aber alle Diäten sind zum Leidwesen der Frauen nur mit mikroskopisch kleinen Erfolgsquoten „gesegnet" – schlagen Sie einmal in Kapitel 9 „E8 – Keine Diäten" nach. Erfolgversprechender scheint es da zu sein, auch nach der Geburt auf die sogenannte „Intuitive Ernährung

(IE)" zu vertrauen, also auf eine Essensauswahl mit vollem (Selbst-) Vertrauen in die Körpergefühle Hunger, Lust und Sättigung. Denn eine aktuelle Studie hat den spezifischen Zusammenhang zwischen IE und Postpartum-Gewichtsverlust untersucht – mit folgenden Ergebnissen:

Je mehr IE, desto eher ist eine stärkere Senkung des BMI zu erwarten.

Oder einfacher: **Je mehr IE, desto schneller verschwinden die Kilos nach der Geburt**[8]. Daher sehen die Wissenschaftler IE als „ermutigende Ernährungsform" für Frauen mit Wunsch nach postpartaler Gewichtsabnahme. Denn IE kann ohne die erforderlichen Dokumentationen und Restriktionen durchgeführt werden, die bei konservativen/konventionellen Diätprogrammen notwendig sind – wie beispielsweise (Ab) wiegen, Messen, Notieren oder Bewerten der Nahrungsaufnahme, Rechnen und Kalorienzählen. Das Fazit der Forscher lautet: „IE könnte ein alternativer, da weniger beschwerlicher Ansatz zur Postpartum-Gewichtsreduktion sein" – und das nicht nur, weil er besser wirkt, sondern auch, weil IE die jungen Mütter weniger anstrengt und fordert ... denn dafür sorgen die Neugeborenen ja auch schon zur Genüge.

zum Autor

Uwe Knop ist Diplom-Ökotrophologe (Ernährungswissenschaftler) und Buchautor. Das Fundament seiner Bücher „KIND, ISS WAS ... DIR SCHMECKT!" und „ERNÄHRUNGSWAHN" war und ist die objektive wie kritische Analyse von mehr als 1.500 aktuellen Studienergebnissen der Jahre 2007 bis 2017.

Knop ist darüber hinaus Initiator der Facebook-Gruppe „Kulinarische Körperintelligenz", wo der alltägliche Studienwahn und -unsinn scharf kommentiert kredenzt wird. Als einer der wenigen kritischen Ernährungswissenschaftler, der unmissverständlich und lobbyfrei die Schwächen, Märchen und sogar Lügen der Ökotrophologie öffentlich klar ausspricht, ist er auch für die Medien der passende Ansprechpartner, wenn es darum geht, Klartext zu reden.

Seine Art, ohne Umschweife den Finger in die Wunde der Ökotrophologie zu legen, um die Schwachpunkte der Ernährungswissenschaft unverblümt und ohne Scheu aufzuzeigen, wurde bereits von mehreren hundert Medien in Deutschland, Österreich und der Schweiz, in Luxemburg, Liechtenstein und Frankreich geschätzt und publiziert. In Deutschland kennt man Knop beispielsweise aus den ARD/SWR-Talksendungen „Menschen bei Maischberger" und „Nachtcafé" wie auch aus den ZDF-Formaten „Mittagsmagazin", „Volle Kanne" und den „heute-Nachrichten"; er war Gast im Sat-1-Frühstücksfernsehen ebenso wie in zahlreichen dritten Programmen und Radiosendungen der öffentlich-rechtlichen Sender (u. a. SWR, WDR, HR, rbb). Artikel und Interviews in den Online- und/oder Printtiteln namhafter (investigativer) Medien wie Süddeutsche Zeitung, Spiegel, BILD, Stuttgarter Zeitung, Freie Presse, Der Standard (A), Sonntagszeitung (CH) u. v. a. m. spiegeln das Medieninteresse am kontrovers diskutierten (Ernährungs-)Thema wider. Eine laufend aktualisierte Übersicht der relevanten Artikel und Interviews finden Interessierte auf der Buchwebsite www.echte-esser.de im Bereich „Medienberichte" (mehr als 400 Listungen, Stand 04/2017).

Um das ihm so wichtige Sujet auch mitten in die Gesellschaft zu bringen, hält Knop Vorträge zu Ernährungsthemen – überall dort, wo Institutionen, Verbände und Vereine sich trauen, gängige Ernährungs-(nase)weisheiten kritisch und ohne ideologische Scheuklappen zu hinterfragen und den Blick fürs Wesentliche frei zu machen; stets maßgeschneidert auf Basis aktueller wissenschaftlicher Studien.

Zum Thema dieses Buches hielt Knop im März 2015 in Luzern auf der jährlichen Fachtagung des Schweizerischen Verbandes der Mütterberaterinnen (SVM) den Vortrag „Schöne, neue Studienwelt – Kinderernährung zwischen Wahn, Wunsch und Wirklichkeit". Dieser Vortrag kam bei den SVM-Fachfrauen „sehr gut an und erhielt die höchste Bewertung aller Referenten", so das Fazit von Gruppenleiterin Arlette Rutschmann nach Auswertung der 184 Rückmeldungen.

Neue Bücher 2017

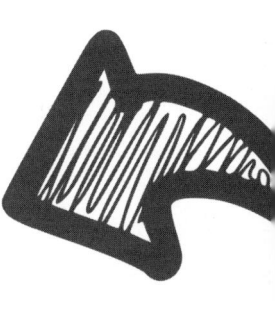

Haben Sie „KIND, ISS WAS ..." gerne gelesen? Dann seien Ihnen auch die beiden neuen 2017er-Bücher von Dipl.oec.troph. Uwe Knop empfohlen:

„GUTE CARBS" – Ein Aufklärungsbuch speziell für Ernährungsinteressierte und Abnehmwillige, die Brot, Pasta & Co. endlich wieder ohne schlechtes Gewissen, dafür aber mit gutem Gefühl genießen möchten.

Dieses Buch fühlt einer ganz speziellen, extrem populären „Eliminationskost" sehr kritisch auf den (hohlen) Zahn ...

Was verbindet Heidi Klum, Kate und Pippa Middleton, Catherine Zeta-Jones und Beyoncé? Sie alle sind prominente Frauen, die mit einer der zahlreichen LowCarb-Diäten – Atkins, Logi, South-Beach, Dukan, Glyx-Diet – „mega-erfolgreich" abgespeckt haben (sollen). Nicht nur deshalb tragen Kohlenhydrate wie Brot, Pasta, Zucker und Weizenmehl inzwischen das Brandmal des „schä(n)dlichen ungesunden Dickmachers".

Doch das ist – Sie ahnen es sicher nach Lektüre des vor Ihnen liegenden Buchs – nicht mehr als ein frei erfundenes Ernährungsmärchen. Denn es liegen weder wissenschaftliche Beweise vor, dass LowCarb (LC) gesünder ist, noch dass LC-Diäten schlanker machen als jede andere x-beliebige Diät geschweige denn vor dem JoJo-Effekt bewahren. Daher kann die Empfehlung nur lauten: Keine Angst vor Kohlenhydraten!

KIND, ISS WAS … DIR SCHMECKT!

„INTUITIV ESSEN"

Die erweiterte Version von HUNGER & LUST ist ein Buch für alle, die bei der wichtigsten und schönsten Hauptsache der Welt (wieder) intuitiv auf ihren eigenen Körper vertrauen möchten! Warum Sie nur dann essen sollten, wenn Sie echten Hunger haben und nur das, worauf Sie Lust verspüren und was Sie gut vertragen …

Kennen Sie Ihren ganz persönlichen Weg zur intuitiven Ernährung und zu Ihrem biologischen Wunschgewicht?

Quellen

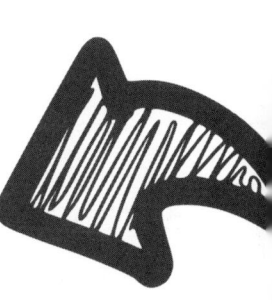

2. GLASKUGEL ERNÄHRUNGSWISSENSCHAFTEN

1 Geldspritze für Präventions- und Ernährungsforschung; Deutsche Apotheker Zeitung DAZ, 04.06.2013

2 Falsche Früchtchen; Süddeutsche Zeitung online, 14.04.2011

3 Überschätzte Gesundheitsstudien: Wer zu viel glaubt, bleibt dumm; Spiegel online, 23.07.2012

4 Ernährungsregeln – wo bleiben die Daten?; Novo Argumente, 03.04.2013

5 Das Vertrauen in die Medizin sollte erschüttert werden; brand eins, 04/2016

6 Implausible results in human nutrition research – Definitive solutions won't come from another million observational papers or small randomized trials; The British Medical Journal, BMJ 2013, 347

7 Limitations of Observational Evidence: Implications for Evidence-Based Dietary Recommendations, Adv Nutr January 2014 Adv Nutr vol. 5: 7-15, 2014

8 Der Verbraucher versteht das Wort Risiko nicht; Bonner General Anzeiger, 31.01.2106

9 Wissenschaft in Potsdam; Märkische Allgemeine, 06.08.2016

10 Nahrungsergänzung? Braucht kein Mensch; Lübecker Nachrichten, 15.09.2016

11 Gesunde Ernährung: Auch mal ein paar Gummibärchen; Main-Post, 19.10.2016

12 Wenn gesunde Ernährung zwanghaft wird; Süddeutsche Zeitung online, 11.10.2016

13 Ernährung: Boom, Mythen und Gerüchteküche; Der Standard, 10.11.2016

14 Brotzeit schlägt Steinzeit; doccheck online, 22.11.2016

15 Günstiges Essen ist Wohlstandsindikator; n-tv.de, 25.06.2016

16 GEO Wissen Gesunde Ernährung, Nr.1 2016, S.111

16.1 Ernährungsirrtümer – gibt es gesundes und böses Essen?; Badische Zeitung, 27.03.2017

17 Wenn Ernährung zur Sünde wird; WDR 5 Funkhausgespräche, 02.03.2017

INFOKASTEN QUELLEN:

ALLER GUTEN KORRELATIONEN SIND DREI!

[1] Vegetarian Dietary Patterns and Mortality in Adventist Health Study 2; JAMA Intern Med. 2013; 173(13):1230-1238.

[2] Vegetarian Dietary Patterns and the Risk of Colorectal Cancers; JAMA Intern Med. 2015; 175(5):767-776.

[3] Mortality in vegetarians and comparable nonvegetarians in the United Kingdom; Am J Clin Nutr. 2016 Jan; 103(1):218-30.

[4] Red Meat and Colorectal Cancer: A Quantitative Update on the State of the Epidemiologic Science; J Am Coll Nutr. 2015 May 5:1-23; (published online [5. Mai 2015]).

[5] Meat consumption and mortality –results from the European Prospective Investigation into Cancer and Nutrition; BMC Med. 2013 Mar 7; 11:63.

[6] Cancer incidence in vegetarians – results from the European Prospective Investigation into Cancer and Nutrition (EPIC-Oxford): „.... but the incidence of colorectal cancer was higher in vegetarians than in meat eaters." Am J Clin Nutr. 2009 May; 89(5):1620S-1626S.

[7] Fast-food consumption and body mass index in children and adolescents: an international cross-sectional study; BMJ-Open 2014;4: e005813, doi:10.1136 / bmjopen-2014-005813.

[8] Association between chocolate consumption and fatness in European adolescents; Nutrition. 2014 Feb;30(2):236-9. Epub 2013 Oct 17.

[9] Total red meat intake of ≥0.5 servings/d does not negatively influence cardiovascular disease risk factors: a systemically searched meta-analysis of randomized controlled

trials: „There was no indication that consumption of progressively higher red meat amounts influenced these CVD risk factors". Am J Clin Nutr. 2017 Jan;105(1):57-69.

[10] Vegetarian diet and all-cause mortality: Evidence from a large population-based Australian cohort – the 45 and Up Study; Prev Med. 2016 Dec 28. Epub ahead of print.

[11] Mortality in vegetarians and comparable nonvegetarians in the United Kingdom 2; Am J Clin Nutr. 2016 Jan;103(1):218-30.

[12] Vegetarian diet, Seventh Day Adventists and risk of cardiovascular mortality: A systematic review and meta-analysis; Int J Cardiol. 2014 Oct 20;176(3):680-686.

[13] Meat consumption and mortality – results from the European Prospective Investigation into Cancer and Nutrition; BMC Med. 2013 Mar 7;11:63.

[14] Mortality in British vegetarians: results from the European Prospective Investigation into Cancer and Nutrition (EPIC); Am J Clin Nutr. 2009 May;89(5):1613S-1619S.

[15] Vegetarianism, low meat consumption and the risk of colorectal cancer in a population based cohort study; Sci Rep. 2015 Aug 28;5:13484.

[16] Red Meat and Colorectal Cancer: A Quantitative Update on the State of the Epidemiologic Science; J Am Coll Nutr. 2015 May 5:1-23.

[17] Dietary Protein Intake and Coronary Heart Disease in a Large Community Based Cohor: results from the Atherosclerosis Risk in Communities (ARIC) Study; PLoS One. 2014 Oct 10;9(10).

[18] Health effects associated with foods characteristic of the Nordic diet: a systematic literature review; Food Nutr Res. 2013 Oct 9;57.

[19] Unprocessed red meat and processed meat consumption and risk of stroke in the Spanish cohort of the European Prospective Investigation into Cancer and Nutrition (EPIC); Eur J Clin Nutr. 2015 Sep 30. doi: 10.1038/ejcn.2015.150.

[20] Nutrition and health – the association between eating behavior and various health parameters: a matchedsample study; PLoS One. 2014 Feb 7;9(2):e88278.

[21] Vegetarian diet and mental disorders: results from a representative community survey; International Journal of Behavioral Nutrition and Physical Activity 2012, 9:67.

[22] Ernährungsreport 2016; Bundesministerium für Ernährung und Landwirtschaft (BMEL).

[23] Journal of Health Monitoring, Gesundheitsberichterstattung des Bundes, Robert Koch-Institut (RKI) und DESTATIS, Ausgabe 2, Dezember 2016.

[24] Telomere length in early life predicts lifespan; Proc Natl Acad Sci U S A. 2012 Jan 31;109(5):1743-8; Epub 2012 Jan 9.

[25] Dem ewigen Leben auf der Spur; Frankfurter Rundschau, 05.10.2009.

[26] Söhne von alten Vätern leben länger; Spektrum der Wissenschaften, 06.11.2012.

[27] Wie die Enden der Chromosomen die Zellalterung beeinflussen; Pressemitteilung Universität Heidelberg, 11.09.2013.

[28] Early life infection, but not breastfeeding, predicts adult blood telomere lengths in the Philippines; Am J Hum Biol. 2017 Jan 25. [Epub ahead of print].

[29] Associations of Accelerometer-Measured and Self-Reported Sedentary Time With Leukocyte Telomere Length in Older Women; Am J Epidemiol. 2017 Jan 18. [Epub ahead of print].

[30] The relationship between peripheral blood mononuclear cells telomere length and diet – unexpected effect of red meat; Nutr J. 2016 Jul 14; 15(1):68.

[31] Ein voller Bauch verjüngt den Siebenschläfer; Pressemeldung, Veterinärmedizinische Universität Wien, 02.09.2016.

3. KINDERERNÄHRUNG – SPAGAT ZWISCHEN WAHN, WUNSCH UND WIRKLICHKEIT

1 Einzigartige Daten zur Kinder- und Jugendgesundheit; Pressemitteilung des Robert Koch-Instituts (RKI), 14.11.2013

2 Prevalence of overweight and obesity in European children below the age of 10; International Journal of Obesity (2014) 38, S99–S107

3 DGE überreicht Ernährungsbericht 2012 an Ministerin Aigner; Pressemitteilung Bundesministerium für Ernährung und Landwirtschaft BME, 14.12.12

4 Unerwartete Entwicklung: Die Zahl übergewichtiger Kinder steigt nicht weiter; Pressemeldung Universität Ulm, 29.04.2014

4.1 Ergebnisse des 13. DGE-Ernährungsberichts zur Übergewichtsentwicklung; Pressemeldung, Deutsche Gesellschaft für Ernährung DGE e.V., 01.02.2017

4.2 Updated prevalence rates of overweight and obesity in 4- to 10-year-old children in Germany. Results from the telephone-based KiGGS Wave 1 after correction for bias in parental reports; Eur J Pediatr. 2017 Apr, 176(4):547-551. Epub 2017 Jan 28.

4.3 Families can't tackle obesity alone; I.Family Study Final Conference, 08.02.2017 / Int J Epidemiol. 2016 Dec 31. [Epub ahead of print] Cohort Profile: The transition from childhood to adolescence in European children – how I.Family extends the IDEFICS cohort.

5 Kindliches Übergewicht in Europa: Starke Länderunterschiede bei der BMI-Entwicklung von Kindern; Pressemeldung, BIPS Leipzig, 07.04.2016

6 Bundeskongress Schulverpflegung, Bundesministerium für Ernährung und Landwirtschaft BMEL, 25.11.2014

7 Deutschland liegt beim Engagement gegen chronische Krankheiten zurück; Deutsches Ärzteblatt, 23.11.2016

8 Kinder brauchen Fett; FAZ, 02.11.2014

9 Prospective associations of meat consumption during childhood with measures of body composition during adolescence: results from the GINIplus and LISAplus birth cohorts; Nutr J. 2016 Dec 5, 15(1):101

10 Fast-food consumption and body mass index in children and adolescents: an international cross-sectional study; BMJ-Open 2014, 4:e005813, doi:10.1136 / bmjopen-2014-005813

11 Obesity risk factors in a representative group of Polish prepubertal children; Arch Med Sci. 2014 Oct 27, 10(5):880-5.

12 Overweight and Obesity in Portuguese Children: Prevalence and Correlates; Int. J. Environ. Res. Public Health 2014, 11 (11), Published: 3 November 2014

13 Tracking of body size from birth to 7 years of age and factors associated with maintenance of a high body size from birth to 7 years of age – the Norwegian Mother and Child Cohort study (MoBa); Public Health Nutr. 2014 Nov; 10:1-10 [Epub ahead of print]

14 Schon als Fötus auf dick programmiert; dpa/Welt, 14.11.2014

15   Sugar-Sweetened Beverages and Obesity among Children and Adolescents: A
      Review of Systematic Literature Reviews; Child Obes. 2015 Aug, 11 (4):338-46.
      doi: 10.1089/chi.2014.0117

16   Sugar consumption, metabolic disease and obesity: The state of the controversy;
      Crit Rev Clin Lab Sci. 2015 Sep 17:1-16 [Epub ahead of print]

17   Sugar-containing beverage intake in toddlers and body consumption up to age
      6 years: the Generation R study; Eur J clin Nutr. 2015 Mar, 69 (3):314-21.
      Epub 2015 Feb 4

18   Associations between added sugar (solid vs. liquid) intakes, diet quality, and
      adiposity indicators in Canadian children; Appl Physiol Nutr Metab. 2015 Aug,
      40 (8):835-41.

19   Consumption of added sugars from liquid but not solid sources predicts impaired
      glucose homeostasis and insulin resistance among youth at risk of obesity; J Nutr.
      2014 Jan; 114 (1):81-6. Epub 2013 Nov 6

20   Longitudinal evaluation of 100 Prozent fruit juice consumption on BMI status in
      2-5-year-old-children; Pediatr Obes. 2015 Jun 25 [Epub ahead of print]

21   Weiche Knochen dank Softdrinks?; Pressemeldung, Forschungsinstitut für
      Kinderernährung Dortmund, Aninstitut der Universität Bonn, 08.12.2008

22   Relation between milk-fat percentage, vitamin D, and BMI z score in early
      childhoodM; Am J Clin Nutr. 2016 Dec;104(6):1657-1664. Epub 2016 Nov 16

23   Consumption of dairy in teenagers with and without acne; J Am Acad Dermatol.
      2016 Aug; 75(2):318-22. Epub 2016 May 27

24   Fettqualität beeinflusst Blutzuckerspiegel, körperliche Aktivität und Gehirn-
      aktivität; Pressemeldung Universitätsklinikum Tübingen, 16.04.2012

4. KEINE DÜNNMACHER, KOMISCHE DICKMACHER

1   Early Life Factors and Inter-Country Heterogeneity in BMI Growth Trajectories of
     European Children: The IDEFICS Study; PLoS ONE 11(2), February 22, 2016

2   Gewichtsabnahme ist nicht alles! Pressemitteilung der Universitätsklinik Ulm,
     02.07.2012

QUELLEN

3   Langzeitstudie der BZgA zeigt Defizite bei Therapiemaßnahmen für übergewichtige Kinder; Pressemitteilung, Bundeszentrale für gesundheitliche Aufklärung (BZgA), 04.10.2012

4   Preventing Obesity and Eating Disorders in Adolescents; PEDIATRICS Volume 138, number 3, September 2016

5   Infant antibiotic exposures and early-life body mass; International Journal of Obesity (2013) 37, 16–23

6   Association of Antibiotics in Infancy with Early Childhood Obesity; JAMA Pediatrics, Published online September 29, 2014

7   Intestinal microbiome is related to lifetime antibiotic use in Finnish pre-school children; Nature Communications, 26 Jan 2016

8   Sag' mir, wo Du wohnst und ich sag' Dir, was Du wiegst: Wohnort beeinflusst das Gewicht von Kindern; Pressemeldung, Arbeitsgemeinschaft der Wissenschaftlichen Medizinischen Fachgesellschaften, 12.03.2014

9   Proximity to supermarkets associated with higher body mass index among overweight and obese preschool-age children; Prev Med. 2013 Mar; 56(3- 4):218-21. Epub 2012 Dec 5.

10 „Überessen" wird schon in der Kindheit gelernt; Pressemeldung, Berufsverband der Kinder- und Jugendärzte e. V. (BVKJ), 30.06.2013

11 Kinder sollten Essen stehen lassen dürfen; Pressemeldung, Berufsverband der Kinder- und Jugendärzte e. V. (BVKJ), 04.06.2013

12 Child and Adolescent Abuse in Relation to Obesity in Adulthood: The Black Women's Health Study; PEDIATRICS Volume 130, Number 2, August 2012

13 Parental marital status and childhood overweight and obesity in Norway: a nationally representative cross-sectional study; BMJ Open 2014; 4:e004502

14 Kinder ohne Geschwister sind häufiger dick; aid-Newsletter, Ausgabe Nr. 01/13 vom 02.01.2013

15 Jüngere Geschwister verursachen Bluthochdruck; Pressetext Nachrichtenagentur, 15.11.2012

16 Bluthochdruck macht junge Menschen zufriedener und gelassener; Pressemeldung, Universitätsmedizin Göttingen zu: Association of Elevated Blood Pressure With

Low Distress and Good Quality of Life: Results From the Nationwide Representative German Health Interview and Examination Survey for Children and Adolescents; Psychosomatic Medicine 75:422-428 (2013)

17   Internet use, videogame playing and cell phone use as predictors of children's body mass index (BMI), body weight, academic performance, and social and overall self-esteem; Computers in Human Behavior, Volume 27, Issue 1, January 2011, Pages 599-604

18   IDEFICS Symposium zu kindlichem Übergewicht in Zaragoza, 08./09.11.2010

19   Longitudinal analysis of sleep in relation to BMI and body fat in children: the FLAME study; BMJ 2011; 342:d2712

20   Sleep Duration, Sleep Regularity, Body Weight, and Metabolic Homeostasis in School-aged Children; PEDIATRICS Volume 127, Number 2, February 2011

21   Schlechter Schlaf als Risikofaktor für das metabolische Syndrom; Internist 2011, Band 52, Seiten 383-388.

22   Adverse Metabolic Consequences in Humans of Prolonged Sleep Restriction Combined with Circadian Disruption; Science Translational Medicine 11 Apr 2012: Vol. 4, Issue 129, pp. 129ra43

23   A Systematic Review of Adenotonsillectomy as a Risk Factor for Childhood Obesity; Otolaryngology– Head and Neck Surgery 144(2) 154–158, First Published January 4, 2011

24   Childhood appendectomy, tonsillectomy, and risk for premature acute myocardial infarction – a nationwide population-based cohort study; European Heart Journal (2011) 32, 2290–2296

25   Von Haus aus dick? Wie Eltern das Gewicht ihrer Kinder beeinflussen – Nicht nur falsche Ernährung und zu wenig Bewegung sind Ursachen für Übergewicht; Pressemeldung, Gesundheitsforschung Bundesministerium für Bildung und Forschung, undatiert

26   Prolonged Bottle Use and Obesity at 5.5 Years of Age in US Children; Journal of Pediatrics, September 2011 Volume 159, Issue 3, Pages 431–436

27   Li R et al. Do infants fed from bottles lack self-regulation of milk intake compared with directly breastfed infants?; Pediatrics 2010; 125: e1386–93

28 Die Gene essen mit; Pressemeldung, Institut Danone Ernährung für Gesundheit e. V., 05.06.2012

29 Delivery by cesarean section and risk of obesity in preschool age children: a prospective cohort stud; Arch Dis Child doi:10.1136/archdischild-2011-301141; Published Online First 23 May 2012

30 Cesarean delivery and risk of childhood obesity; J Pediatr. 2014 May; 164(5):1068-1073. Epub 2014 Feb 5

31 Association Between Cesarean Birth and Risk of Obesity in Offspring in Childhood, Adolescence, and Early Adulthood; JAMA Pediatr. 2016; 170(11):e162385

32 Deutschland gehört zu den Ländern mit der höchsten Kaiserschnittrate; Deutsches Ärzteblatt online, 01.12.2015

33 Maternal Employment, Work Schedules, and Children's Body Mass Index; Child Development, Volume 82, Issue 1 , January/February 2011, Pages 66–81

34 Fish consumption and risk of depression: a meta-analysis; J Epidemiol Community Health 2016; 70:299-304

35 Volkskrankheit Depression; Stiftung Deutsche Depressionshilfe online, 03.02.2016

36 Jeder dritte Schüler leidet an depressiven Stimmungen / DAK-Studie: Schulstress und Leistungsdruck sorgen für Probleme; Pressemeldung DAK, 28. April 2011

37 Übergewichtigere Kita-Kinder; Pressetext Nachrichtenagentur, 19.11.2012

38 Dickmacher Einschulung; Pressemeldung Johannes Gutenberg-Universität Mainz, 31.07.2012

39 Gesunde dicke Kinder gibt es nur selten; Pressemeldung Friedrich-Schiller-Universität Jena, 11.02.2014

40 20. Kongress Jugendmedizin in Weimar: „Macht Schule krank?!?"; Pressemeldung Berufsverband der Kinder- und Jugendärzte e. V., 07.03.2014

41 Association between chocolate consumption and fatness in European adolescents; Nutrition. 2014 Feb; 30(2):236-9

42 Association between more frequent chocolate consumption and lower body mass index; Arch Intern Med. 2012 Mar 26; 172(6):519-21

43 Confectionery consumption and overweight, obesity, and related outcomes in children and adolescents: a systematic review and meta-analysis; Am J Clin Nutr. 2016 May; 103(5):1344-56

44 Habitual chocolate intake and type 2 diabetes mellitus in the Maine-Syracuse Longitudinal Study: (1975-2010): Prospective observations; Appetite, 2016 Oct 8; 108:263-269

45 Chocolate intake is associated with better cognitive function: The Maine-Syracuse Longitudinal Study; Appetite, 2016 May 1; 100:126-32

46 Relation of Habitual Chocolate Consumption to Arterial Stiffness in a Community-Based Sample: Preliminary Findings; Pulse (Basel), 2016 Jul; 4(1):28-37

47 Chocolate consumption and risk of myocardial infarction: a prospective study and meta-analysis; Heart, 2016 Jul 1; 102(13):1017-22

48 Chocolate Consumption is Associated with a Lower Risk of Cognitive Decline; J Alzheimers Dis. 2016 May 6; 53(1):85-93

49 Daily chocolate consumption is inversely associated with insulin resistance and liver enzymes in the Observation of Cardiovascular Risk Factors in Luxembourg study; Br J Nutr. 2016 May; 115(9):1661-8

50 Fünfte Deutsche Mundgesundheitsstudie (DMS V); Institut der Deutschen Zahnärzte im Auftrag von Bundeszahnärztekammer und Kassenzahnärztlicher Bundesvereinigung, August 2016

5. FALSCHE VERSPRECHUNGEN UND ECHTE ESSSTÖRUNGEN

1 Einzigartige Daten zur Kinder- und Jugendgesundheit;
Pressemitteilung des Robert Koch-Instituts (RKI), 14.11.2013

2 Prevalence of overweight and obesity in European children below the age of 10;
International Journal of Obesity (2014) 38, S99–S107

3 Ich bin genau richtig – schön in jeder Größe!; Vorstellung Schülerumfrage, Wiener
Programm für Frauengesundheit, 13.10.2016

4 MHAT (Mental Health in Austrian Teenagers)-Studie,
Medizinische Universität Wien (Universitätsklinik für Kinder- und
Jugendpsychiatrie) und Ludwig Boltzmann Institut Health Promotion Research,
März 2015

5 Essstörungen früh vorbeugen: Präventionsprogramme für Schüler;
Pressemeldung, aid Infodienst, 25.04.2010

6 Essstörungen – Projekt „MaiStep" soll schützen; dpa / Frankfurter Rundschau,
13.10.2009

7 Essstörungen vorprogrammiert: Diäten sind für Kinder und Jugendliche tabu;
dpa / Frankfurter Rundschau, 24.08.2011

8 Bulimie – Ich begann, Essen wieder auszukotzen; Die Welt, 30.07.2011

9 Magersucht (Anorexia nervosa), Beschreibung; anad-de,
Stand Januar 2017

10 Zu dünn, um zu leben; Apotheken Umschau, 06/2016

10.1 Warum nehmen Essstörungen zu? Spektrum der Wissenschaften – Die Woche;
09/2017

10.2 Wenn Hungern zur Sucht wird; Westfälische Nachrichten, 09.04.2017

11 Magersüchtige benötigen mehr Unterstützung; Ärzte-Zeitung, 26.02.2009

12 Qualitätsgesicherte ambulante Versorgung von Patienten mit Essstörungen;
KBV, Mai 2011

13 Gefühltes oder tatsächliches Übergewicht: Worunter leiden Jugendliche mehr?
Ergebnisse des Kinder- und Jugendgesundheitssurveys KiGGS; Dtsch. Ärzteblatt
2008; 105 (23):406-412

30   Fettleibige Kinder – Es fehlen langfristige Therapien; Ärzte-Zeitung, 27.09.2016

31   Therapie von übergewichtigen Kindern nur begrenzt wirksam – Langzeitstudie der BZgA zeigt Defizite bei Therapiemaßnahmen für übergewichtige Kinder; Pressemeldung Bundeszentrale für gesundheitliche Aufklärung BZgA, 11.10.2012

32   Gewichtsabnahme bei Kindern und Jugendlichen. Systematische Übersicht und Auswertung von konservativen nichtpharmakologischen Adipositas-Behandlungsprogrammen; Dtsch Ärztebl Int 111(48):818-824, 2014

33   Gewichtsabnahme ist nicht alles!; Pressemeldung Universitätsklinikum Ulm, 02.07.2012

34   Adipositas – Plädoyer für Bariatrische Operationen; Ärzte-Zeitung, 23.03.2016

35   Weißbuch Adipositas, Versorgungssituation in Deutschland; Medizinisch-Wissenschaftliche Verlagsgesellschaft, 2016

36   IDEFICS-Studie präsentiert Forschungsergebnisse zu vorbeugenden Maßnahmen gegen kindliches Übergewicht; Pressemeldung Leibniz-Institut für Präventionsforschung und Epidemiologie – BIPS, 25.01.2016

37   No influence of sugar, snacks and fast food intake on the degree of obesity or treatment effect in childhood obesity; Pediatr Obes. 2016 Dec; 11(6):506-512. Epub 2016 Feb 22

38   Koalition will Übergewicht den Kampf ansagen; Focus, 16.02.2012

39   Bundestagsreport; Die Linke, 15/2012

40   Sugar-sweetened beverages and body mass index in children and adolescents: a meta-analysis; Am J Clin Nutr June 2008, vol. 87 no. 6 1662-1671

41   Impact-Statement Am J Clin Nutr: „The best clinical research journal in the nutrition field."

42   Fatness leads to inactivity, but inactivity does not lead to fatness: a longitudinal study in children (EarlyBird 45); Archives of Disease in Childhood 96(10):942 (2011)

43   Fettsucht: Mehr Bewegung doch kein Allheilmittel; pressetext Nachrichtenagentur, 08.07.2010

44   Kinderstudie – Bewegungsmangel keine Ursache von Fettsucht; SPIEGEL online, 09.07.2010

45   Does exercise training affect resting metabolic rate in adolescents with obesity?;
     Appl Physiol Nutr Metab. 2017 Jan; 42(1):15-22. Epub 2016 Aug 22

INFOKASTEN QUELLEN:

STUDIEN-STATEMENT DES VORSTANDSSPRECHERS
DES KOMPETENZNETZES ADIPOSITAS

[1]   Confectionery consumption and overweight, obesity, and related outcomes in
      children and adolescents: a systematic review and meta-analysis; Am J Clin Nutr.
      2016 May; 103(5):1344-56. Epub 2016 Apr 13.

[2]   Sugar-Sweetened Beverages and Obesity among Children and Adolescents:
      A Review of Systematic Literature Reviews; Child Obes. 2015 Aug; 11(4):338-46.

[3]   Fast-food consumption and body mass index in children and adolescents: an
      international cross-sectional study; BMJ-Open 2014; 4:e005813, bm-
      jopen-2014-005813.

ADIPOSITAS PERMAGNA – LETZTE OPTION OP

[1]   Self-harm Emergencies After Bariatric Surgery: A Population-Based Cohort Study;
      JAMA Surg. 2016; 151(3):226-232

[2]   Effect of Roux-en-Y Gastric Bypass Surgery: Converting 2 Alcoholic Drinks to 4;
      JAMA Surg. 2015; 150(11):1096-1098

[3]   Magen-Operationen, Apotheken-Umschau, 43-44, 01/2017

[4]   Weight Loss and Health Status 3 Years after Bariatric Surgery in Adolescents;
      N Engl J Med 2016; 374:113-123; January 14, 2016

[5]   Long-term outcomes of bariatric surgery in adolescents with severe obesity
      (FABS-5+): a prospective follow-up analysis; Lancet Diabetes Endocrinol. 2017 Jan
      5. pii: S2213-8587(16)30315-1. [Epub ahead of print]

[6]   Laparoscopic Roux-en-Y gastric bypass in adolescents with severe obesity (AMOS):
      a prospective, 5-year, Swedish nationwide study; Lancet Diabetes Endocrinol.
      2017 Jan 5. pii: S2213-8587(16)30424-7. [Epub ahead of print]

6. ELTERLICHE VERANTWORTUNG MIT DEN „4 V"

1 The ABCs of Family Mealtimes: Observational Lessons for Promoting Healthy Outcomes for Children With Persistent Asthma; Cild Development, Volume 82, Issue 1, January/February 2011, Pages 133–145

2 Gemeinsam essen hält Franzosen schlank; dpa / ÄrzteZeitung, 20.09.2010

3 So bekommt man sein Kind dazu, Gemüse zu essen; Welt/N24, 18.08.2015

3.1 Ernährungsirrtümer – gibt es gesundes und böses Essen?; Badische Zeitung, 27.03.2017

4 Was Eltern tun können, damit ihr Kind nicht zu dick wird; dpa / SPIEGEL, 15.08.2016

5 Liking Sweets Makes Sense For Kids; Science Daily, 20.03.2009

6 Geschmack will gelernt sein; Pressemitteilung, ttz Bremerhaven, 30.04.2009

7 Eltern sind oft unglücklich über das Essverhalten ihrer Kinder; dpa / Aachener Zeitung, 04.01.2011

8 Child and adolescent fast-food choice and the influence of calorie labeling: a natural experiment; Int J Obes (Lond). 2011 Apr; 35(4):493-500. Epub 2011 Feb 15.

9 Healthy Lifestyle in Europe by Nutrition in Adolescence; www.helenastudy.com

10 Neues Institut für Kinderernährung soll nach Karlsruhe kommen; dpa / Deutsches Ärzteblatt, 24.08.2016

11 Wenn Kinder kein Gemüse mögen; Pressemeldung, aid Infodienst, 28.12.2016

12 Picky eating during childhood: A longitudinal study to age 11-years; Eat Behav. 2010 Dec; 11(4):253-257

13 Schokolade macht dick und Kuchen ist ungesund, oder?; Kölnische Rundschau, 26.01.2009

14 Studie: Kinder essen ohne Verbote weniger Ostereier; dpa/ZEIT, 18.11.2011

15 Deutsche plädieren für intuitive Erziehung; Pressemeldung Wort und Bild-Verlag, Baby und Familie, 04.08.2016

7. HIPSTERHINWEIS: VEGANE KINDERERNÄHRUNG IST „KÖRPERVERLETZUNG"

1 Position der Deutschen Gesellschaft für Ernährung – Vegane Ernährung, 12.04.2016

2 Nachgefragt: Ist eine vegetarische oder vegane Ernährung für Kleinkinder möglich?; Gesund ins Leben – Netzwerk Junge Familie, 15.06.2016

3 Vegetarische und vegane Ernährung; BLV, 07.10.2016

4 Bund warnt vor veganem Essen für Kinder; Schweiz am Sonntag, 30.04.2014

5 Ernährung gesunder Säuglinge – Empfehlungen der Ernährungskommission der Deutschen Gesellschaft für Kinder- und Jugendmedizin; Monatsschr Kinderheilkd 2014, 527–538

6 Warum Veganer in den Knast sollen; dpa / Ärzte-Zeitung, 08.09.2016

7 Sollen Eltern bestraft werden, die ihre Kinder vegan ernähren?; dpa / Stern, 07.09.2016

8 Kinderärzte warnen vor dem Diätenhype; Sonntags-Zeitung (CH), 14.01.2017

9 Clinical practice: vegetarian infant and child nutrition; Eur J Pediatr 170:1489–1494, 2011

10 Jenaer Ernährungsexperte über veganes Essen; Thüringer Allgemeine, 23.09.2016

11 ARD plusminus, 30.04.2015

12 ÄRZTE SCHLAGEN ALARM – Vegane Ernährung schadet Kindern!; Bild am Sonntag, 29.01.16

13 Über Mythen, Widersprüche und Skandalisierung beim Essen; Vortrag Dr. Sabine Oberhauser, 6. fh-Forum, Wien, 24.09.2015

14 E-Mail an den Autor am 13.10.15 von Mag.a Raphaela Pammer, Pressesprecherin Kabinett der Bundesministerin Dr. Sabine Oberhauser, MAS

15 E-Mail an den Autor am 05.10.15 (bei weiterem journalistischen Interesse kann ein Kontakt angefragt werden)

16 Increased prevalence of vegetarianism among women with eating pathology; Eat Behav. 2015 Dec; 19:24-7. Epub 2015 Jul 2

16.1 Essstörung: Tierfreie Problemzone; DocCheck, 16.03.2017

17   Vegetarische und vegane Ernährung bei Kindern – Stand der Forschung und Forschungsbedarf; Forsch Komplementmed. 2016; 23(2):81-8. Epub 2016 Apr 13.

18   Associations of Maternal Vitamin B12 Concentration in Pregnancy With the Risks of Preterm Birth and Low Birth Weight: A Systematic Review and Meta-Analysis of Individual Participant Data; Am J Epidemiol. 2017 Jan 20. [Epub ahead of print]

19   Vegane Kleinkind-Ernährung? Nein danke!; SPIEGEL online, 06.01.2017

20   Kinderärzte warnen vor Diätenhype; SPIEGEL online, 13.09.2016

8. KINDERPILLEN? BESSER NICHT!

1   Nahrungsergänzungsmittel für Kinder; Website des Niedersächsischen Landesamts für Verbraucherschutz und Lebensmittelsicherheit, undatiert

2   Nahrungsergänzungsmittel und Vitaminzufuhr bei Kindern und Jugendlichen der DONALD-Studie; Ernährungs-Umschau 52 (2005) Heft 12, 482-488

3   Forschungsbericht: Ernährungsstudie als KiGGS-Modul (EsKiMo); Universität Paderborn und Robert Koch-Institut, Berlin, September 2007

4   Nahrungsergänzungsmittel für Kinder: Bestenfalls überflüssig, Stiftung Warentest, 06.06.2008

5   Nahrungsergänzungsmittel für Kinder: Viele Versprechen, wenig dahinter; Stiftung Warentest, 24.01.2013

6   Nahrungsergänzungsmittel für Kinder – Weg mit den Pillen!; Stern online, 24.01.203

7   Schlaumacher für Kinder wirken nicht; Spiegel online, 24.01.2013

9. ELF ESSENZEN EHRLICHER ERNÄHRUNG FÜR KINDER

1   Umfrage „Haben Sie schon einmal eine Diät gemacht und falls ja, wie schwer waren Sie etwa ein Jahr nach der Diät?"; GfK Gesellschaft für Konsumforschung, Classic-Bus; Sep./Okt.12; 2.154 Frauen; repräsentativ

2   Diät fängt im Kopf an; Welt am Sonntag, 08.01.2012

3   Diät macht dick – Krank statt schlank; focus online, Juli 2013

4   Jojo-Effekt nach Diät ist ein Gesundheitsrisiko; Süddeutsche online, 15.11.2016

5   Probability of an Obese Person Attaining Normal Body Weight: Cohort Study
    Using Electronic Health Records; Am J Public Health. 2015 Sep;105(9)

6   Comparison of Weight Loss Among Named Diet Programs in Overweight and
    Obese Adults: A Meta-analysis; JAMA. 2014; 312: 923-933

7   The effect of rate of weight loss on long-term weight management: a randomised
    controlled trial; The Lancet Diabetes & Endocrinology, Early Online Publication,
    16 October 2014

8   Long-Term Effects of 4 Popular Diets on Weight Loss and Cardiovascular Risk
    Factors. A Systematic Review of Randomized Controlled Trials; Circulation,
    Cardiovascular Quality and Outcomes 2014; 7: 815-827

11. EINS NOCH ...

1   Gesundes Essverhalten schon im Säuglingsalter lernen; Pressemeldung, Netzwerk
    Junge Familie, 12.10.2016

2   Jetzt will ich Beikost; Pressemeldung, aid Infodienst, 21.12.2016

3   Babys sollen Erdnussprodukte essen; NZZ, 05.01.2017

4   Brauchen Kinder eine spezielle Ernährung; Sächsische Zeitung, 28.11.2016

5   Stillen: Mehr als nur die beste Babynahrung; Pressemeldung, BZgA, 04.10.2016

6, 7   The World Health Organization Fetal Growth Charts: A Multinational Longitudinal
    Study of Ultrasound Biometric Measurements and Estimated Fetal Weight; PLoS
    Med. 2017 Jan 24; 14(1) und: Deutsche Babys bei der Geburt durchschnittlich 500
    Gramm schwerer als indische Neugeborene; Pressemeldung Universitätsklinikum
    Hamburg-Eppendorf, 27.01.2017

8   The Relationship Between Intuitive Eating and Postpartum Weight Loss;
    Matern Child Health J. 2017 Feb 7. [Epub ahead of print]

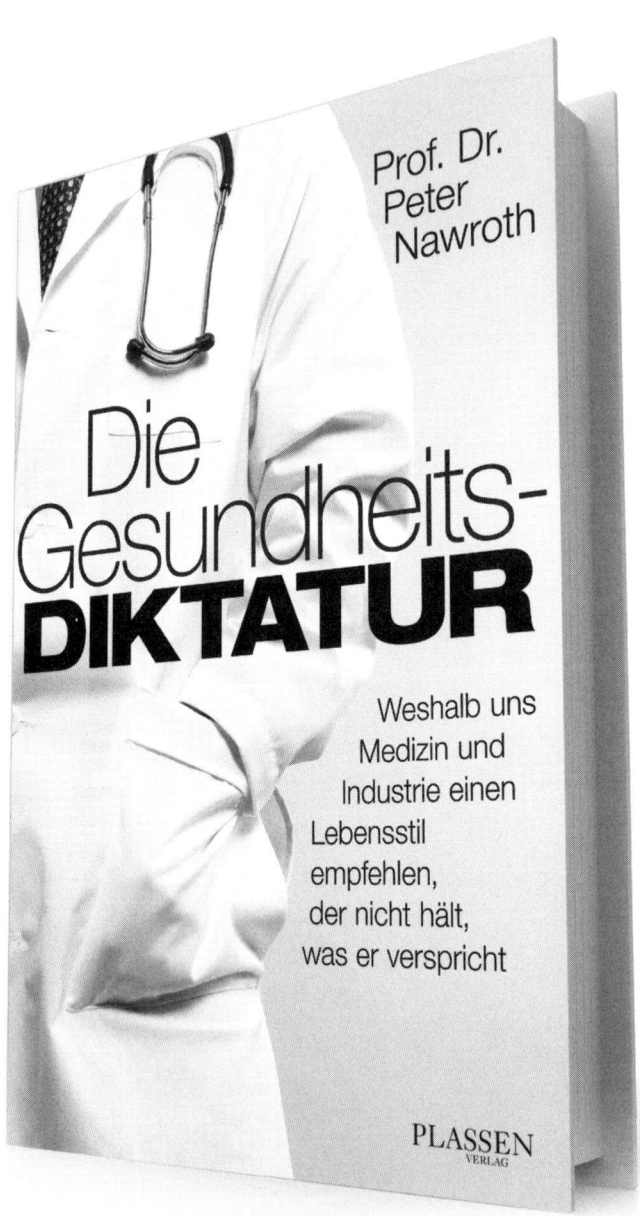

Prof. Dr.
Peter
Nawroth

Die Gesundheits-
DIKTATUR

Weshalb uns
Medizin und
Industrie einen
Lebensstil
empfehlen,
der nicht hält,
was er verspricht

PLASSEN
VERLAG

PLASSEN
VERLAG

Sie wollen gesund bleiben? Essen Sie Gemüse, schlucken Sie Vitamine und treiben Sie Sport! Stimmt das? Von wegen! Alles, was Sie bisher zu wissen glaubten, ist falsch!

Medizin, Pharmaindustrie und Politik werden nicht müde, uns mit Empfehlungen für eine vermeintlich gesündere Lebensweise zu bombardieren. Doch können Diäten, Vitamine, und Fitnesstraining wirklich Krebs, Herzinfarkt oder Schlaganfall vermeiden? Großer Irrtum, meint Prof. Dr. Peter Nawroth, einer der profiliertesten und kritischsten Mediziner Deutschlands.

- Was, wenn alles, was wir von Kindesbeinen an über Gesundheit gelernt haben, hanebüchener Unfug wäre?
- Was sind die häufigsten, gefährlichsten und hartnäckigsten Irrtümer, denen wir alle aufsitzen?
- Wo liegen die Fehler im System und was muss getan werden?

Nach Lektüre dieses Buches werden Sie die Medizin und ihre Empfehlungen mit anderen Augen sehen – und sowohl entspannter als auch wahrhaft gesünder leben.

Prof. Dr. Peter Nawroth
Die Gesundheits-Diktatur
400 Seiten, gebunden mit SU
ISBN 978-3-86470-320-1
24,99 €
auch als e-Book erhältlich

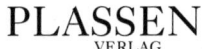

PLASSEN
VERLAG

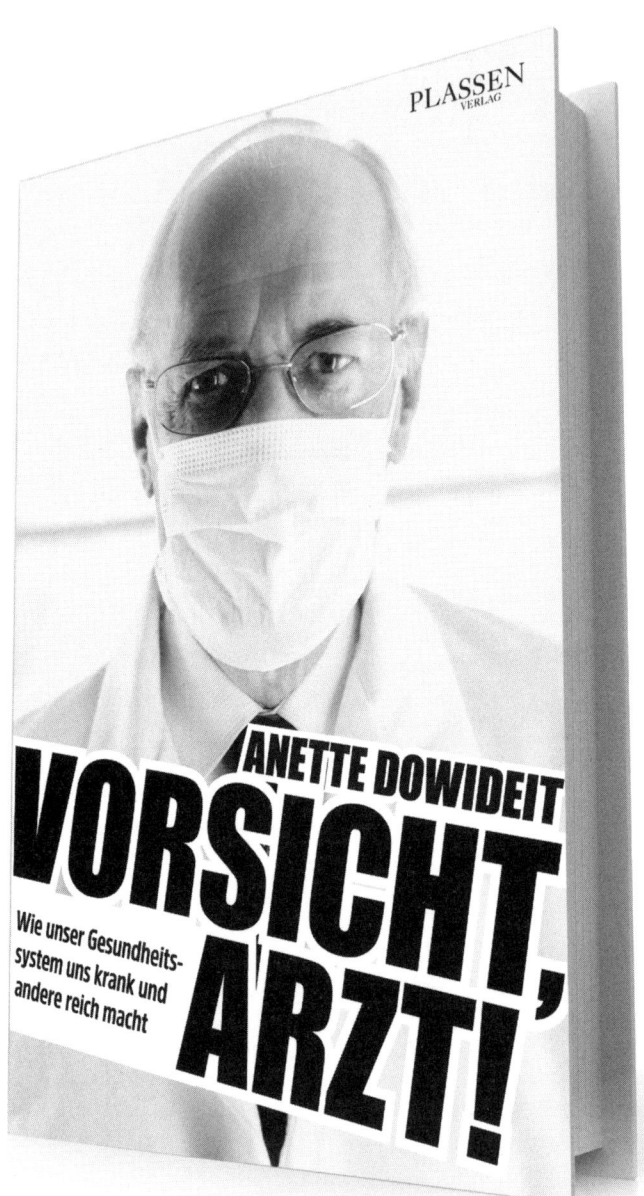

ANETTE DOWIDEIT

VORSICHT, ARZT!

Wie unser Gesundheits-
system uns krank und
andere reich macht

PLASSEN
VERLAG

PLASSEN
VERLAG

WAS LÄUFT SCHIEF IM GESUNDHEITSSYSTEM?

Es gibt Ärzte, die betrügen ihre Patienten.
Es gibt Ärzte, die dürften gar nicht mehr
praktizieren, tun es aber dennoch.
Und Aufsichtsbehörden, die so etwas
verhindern sollen – die aber untätig bleiben.
All das gibt es. In Deutschland. Jetzt.
Und Sie könnten der Nächste sein,
der das zu spüren bekommt ...

Wie konnte es so weit kommen? Wo sitzen die
Schuldigen? Kommen wir aus dieser Misere wieder heraus
– und falls ja: wie?

Diesen Fragen geht Investigativ-Journalistin und
Bestsellerautorin Anette Dowideit in ihrem neuen
Buch auf den Grund. Aufklärungsstoff für alle,
die auf Augenhöhe mitreden wollen.

Anette Dowideit
Vorsicht, Arzt!
224 Seiten, gebunden mit SU
ISBN 978-3-86470-386-7
19,99 €
auch als e-Book erhältlich

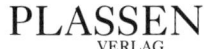

PLASSEN
VERLAG

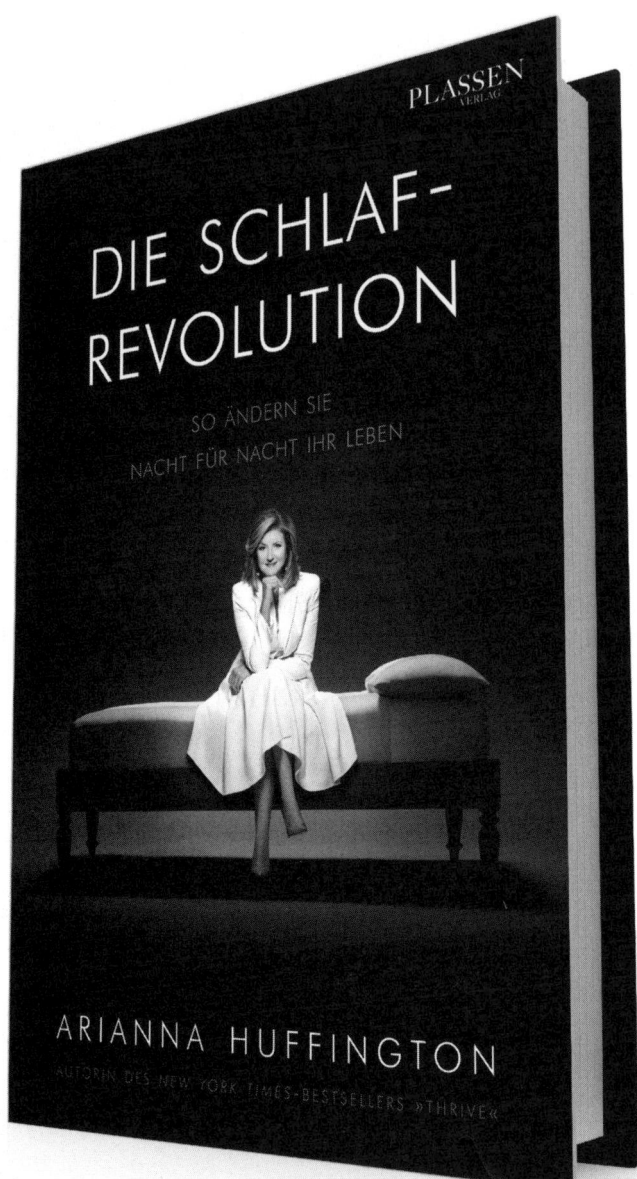

DIE SCHLAF-
REVOLUTION

SO ÄNDERN SIE
NACHT FÜR NACHT IHR LEBEN

ARIANNA HUFFINGTON

AUTORIN DES NEW YORK TIMES-BESTSELLERS »THRIVE«

PLASSEN
VERLAG

»ARIANNA ZEIGT, DASS DER SCHLAF NICHT NUR FÜR UNSERE GESUNDHEIT WESENTLICH IST, SONDERN AUCH ENTSCHEIDEND FÜR DAS ERREICHEN UNSERER ZIELE ...«

SHERYL SANDBERG,
Facebook-Vorstand

In unserer schnelllebigen, permanent gestressten Welt ist der Schlaf wichtiger – und schwerer zu erreichen – als jemals zuvor. Wir befinden uns inmitten einer Schlafmangelkrise, und das hat tief greifende Konsequenzen – für unsere Gesundheit, unsere berufliche Leistung, unsere Beziehungen und unser Glück. Arianna Huffington fordert daher nichts Geringeres als eine Schlafrevolution, denn nur durch eine Erneuerung unserer Beziehung mit dem Schlaf können wir die Kontrolle über unser Leben zurückgewinnen.

Arianna Huffington
Die Schlaf-Revolution
408 Seiten, gebunden mit SU
ISBN 978-3-86470-389-8
19,99 €
auch als e-Book erhältlich

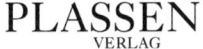

PLASSEN
VERLAG